The Management Specification of
Health Education in Hospital

医院健康教育 管理规范

主　　编　王盛强

执行主编　王晓亮　刘丽萍

U0249350

宁波出版社
NINGBO PUBLISHING HOUSE

《医院健康教育管理规范》编委会

主　　编　王盛强

执行主编　王晓亮　刘丽萍

副 主 编　梁静芝　金来伦　王　冲　竺雪红

编委成员　（按姓氏笔画排序）

插　　图　杨鹏飞　李知璇

序

随着人类社会的进步,现代人的生活节奏越来越快,工作生活压力也越来越大,随之出现的健康问题也越来越多。世界各国对健康管理越来越重视,医务人员开展健康教育和宣传,普及卫生科学知识,帮助人们树立现代健康的生活理念势在必行。

根据国家《全民健康素养促进行动规划(2014—2020年)》的标准和要求,当前医院健康教育工作存在不少问题,如健康教育管理不规范,医院人员健康教育意识不强、知识缺乏,医院没有建立完善的健康教育工作制度、实施细则和考核标准等。因此,做好健康教育工作,将健康教育贯穿于整个医疗活动中,对患者的健康教育管理做到系统化、规范化、专业化,降低可预防疾病的发病率和死亡率,增强自我保健意识,改进和维护自身健康,是现代医学发展的必然趋势。将健康教育贯穿于三级预防的全过程,提高患者健康意识和自我保健能力、改善从医行为,有助于提高医疗质量,减少医患纠纷。

《医院健康教育管理规范》由几十位来自不同学科有着多年临床经验的医护专家合力编写而成。全书共13章,重点介绍了内、外、妇科等常见疾病教育和管理考核要点。疾病教育包括每种疾病的概述、病因、临床表现以及饮食、康复等指导。所述内容通俗易懂,简洁明了,帮助患者及家属提高对疾病的正确认识,使其更好地配合医务人员进行检查治疗,以促进康复。同时,康复与保健知识的宣传教育,有利于患者在日常生活中,养成健康的行为习惯,提高生活质量。

　　此书既可作为医护人员向患者进行健康教育及卫生知识普及的教材，也可以成为患者和健康人群学习了解疾病与康复知识的科普读物。

宁波市奉化区卫生和计划生育局党委书记、局长

童云龙

2018 年 3 月 1 日

目录
CONTENTS

第 4 章　呼吸内科常见疾病教育

第 5 章　内分泌科常见疾病教育

第 6 章　神经内科常见疾病教育

第 7 章　消化内科常见疾病教育

第 8 章　普外科常见疾病教育

第 9 章　泌尿外科常见疾病教育

第 10 章　骨科常见疾病教育

第 11 章　五官科常见疾病教育

第 12 章　妇科常见疾病教育

第13章 常见疾病健康教育考核要点

医院健康教育与健康促进

YIYUAN JIANKANG JIAOYU

YU JIANKANG CUJIN

健康教育的概述

◆ 健康教育的概念

国际上关于健康教育的概念有几十种说法，许多专家都有各自的提法，但没有统一的获得公认的，即使是在世界卫生组织的文件中对健康教育的提法也不一样。其实，我们不必一定要追求一个让全世界都承认和使用的十分准确的健康教育概念，但是作为健康教育专业人员，确实需要正确理解健康教育的内容和实质，用正确的理解来解释什么是健康教育。

国外对健康教育做出的典型介绍有这么几个：

① 健康教育是一门研究以传播保健知识和技术来影响个体和群体行为、消除危险因素、预防疾病、促进健康的科学。（第13届世界健康教育大会，1988年）

② 健康教育帮助并鼓励人们有达到健康状态的愿望，知道怎样做以达到这样的目的，每个人都尽力做好本身或集体应做的努力，并知道在必要时如何寻求适当的帮助。（在1983年第36届世界卫生组织大会专题技术会报告中正式使用；最早由世界卫生组织健康教育处处长Dr.A.Moarefi于1982年提出）

③ 健康教育工作的着眼点是群众和他们的行为。总的来说，就在于诱导并鼓励人们养成并保持有益于健康的生活，合理而明智地利用已有的保健设施，并自觉地实行改善个人和集体健康状况或环境的活动。（世界卫生组织《健康教育规划及评价专家会议报告》，1969年）

④ 健康教育和一般教育一样，关系到人们的知识、态度和行为的改变。一般说来，它致力于引导人们养成有益于健康的行为，使之达到最佳的健康状态。

（世界卫生组织《健康教育专家委员会报告》，1954 年）

本书给健康教育的定义是：健康教育是以传播、教育、干预为手段，以帮助个体和群体改变不健康行为和建立健康行为为目标，以促进健康为目的的进行的系列活动及其过程。向群众传播健康信息，对目标人群进行健康观、价值观的认知教育以及保健技能的培训，针对特定行为进行干预，通过这些系列工作可以有效地帮助工作对象掌握相关健康知识，树立正确的健康观和价值观，改变不正确的信念和态度，改变不健康行为和建立健康行为，避免危险因素，预防疾病，主动追求健康，提高健康水平。

健康教育是研究保健知识传播技术及针对不健康行为进行干预和教育，通过改变不健康行为和建立健康行为来促进健康的一门科学。引用一些书著中国外专家关于健康教育的论述，强调"健康教育是有计划、有组织、有系统的教育活动"，这是从完整地实施健康教育项目的角度来讲的，并不意味着没有组织的个人（如社区卫生人员等）在没有预先计划的情况下，对某些个人或群体不健康的行为进行干预，帮助目标对象实现知、信、行改变所进行的活动就不是健康教育。计划性、系统性和有组织的干预是健康教育工作的特点，不应该看成是健康教育的定义。在我们的定义中强调的是为了实现行为目标而采取的"系列活动"，也就是说不能把健康教育仅仅停留在知识传播这个基础活动上，只有把针对人们的知、信、行改变的一系列干预活动全面地实施，才能称其为健康教育。当然，要提高健康教育的效果就必须做好计划设计，有组织地将计划付诸实施，并使用好的评价技术。

◆ 健康教育的发展与现状

随着医学模式的转变，健康教育自 20 世纪初期逐步发展起来，健康的概念不再局限于疾病、危险因素等方面，也不仅仅是个人单一观念。1977 年 5 月，世界卫生组织就把健康教育列为实现"2000 年人人享有卫生保健"的全球性卫生战略目标，作为实施初级卫生保健的第一要素。世界卫生组织把健康教育与健康促进、计划免疫和疾病监测定为 21 世纪疾病预防与控制的三大战略措施。

但健康教育与健康促进在世界各地的发展极不平衡，发达国家起步较早。1919 年，在美国儿童健康协会上，最早采用"Health education"一词，把健康与教育联系起来，通过教育，指导人们正确预防疾病。

美国实施健康教育计划较早。从 19 世纪末期到 20 世纪 50 年代，美国人口患病死亡率持续稳定下降。1900—1977 年，死于急性传染病的人数由 580/100000 降到 30/100000；75 岁前死于传染病的占 1%。芬兰由于开展了规范化的健康教育活动，经过 20 年的努力，国内的心脑血管疾病较以前分别下降了 1/3 和 1/2。1979 年，美国卫生总署发表的《健康人民》文件中指出：美国人民健康的进一步改善，不只是因为增加医疗照顾及经费，而是国家重新对疾病预防以及健康促进所做的努力的结果，这是美国历史上的第二次公共卫生革命。

20 世纪 20 年代，我国早期的健康教育学者将现代健康教育理论和方法引入中国。20 世纪下半叶，我国健康教育事业由卫生宣传提升到健康教育与健康发展的阶段。20 世纪 90 年代以来，健康教育的概念得到了进一步延伸，从原来单纯以传播教育提高人们的卫生知识与良好行为，扩延到以健康教育为核心，制定相应公共卫生政策、创立支持性环境、强化社区行动与调整卫生服务方向等健康促进策略，协同促进人类健康的长效发展。随着疾病谱和医学模式的改进，改变不良行为习惯，拥有健康的生活方式，已成为现代社会预防疾病、促进健康、提高生活质量的根本途径。

从总体上看，虽然我国健康教育在近年来取得了显著进步，工作发展和业务覆盖面也有了很大提高，工作形式也日趋多样化，但仍存在参与部门少、政府投入力度小、健康教育专业人员匮乏、培训不系统、工作开展不深入等诸多问题，根本无法满足群众对健康教育知识的需求，加之工作、技术尚不够规范，考核评价体系不健全，各地的健康教育发展速度参差不齐。特别表现在东西部地区，大城市与中小城市之间，健康教育发展的深度和广度都存在明显差异。我国的健康教育、健康促进与国际发展水平存在很大的差距，应该引起我们足够重视。目前亟待解决的问题是,如何在国外已有的经验基础上,结合国情,充分调动和发挥我们自身优势,更好地服务于人民大众。

医院健康教育概述

◆ 医院健康教育的概念

狭义的医院健康教育仅是指医护人员根据患者所患疾病的特点和转归情况,对患者及其家属所开展的疾病预防、治疗和康复知识的传播和教育活动。

广义的医院健康教育不仅包括对上述两种人群所开展的健康教育活动,也包括对社区居民、医院职工、机关企事业单位职工、大中小学生等不同人群所开展的社会健康教育工作,内容从疾病防治知识的传播扩展到健康行为与生活方式,以及心理知识和技能的普及。

医院健康教育与防病和保健知识的传播不同,健康教育通过提高患者及其家属的防病保健知识水平,对改善从医行为,提高患者的依从性,促进康复、减少复发都具有重要的作用,是疾病治疗的重要组成部分。在临床治疗中,除了药物处方和手术方案,健康处方的开具已逐渐在临床诊疗中得到推广应用。

◆ 医院健康教育的重要性

医院健康教育具有特殊的意义和作用,贯穿于预防、治疗、护理、康复、管理等许多具体环节。首先,医院健康教育是医院工作的重要组成部分,贯穿疾病防治的始终,对各项防治措施起着强大的促进作用。其次,医院健康教育是一种治疗因素。它可以提高患者的依从性,可以通过影响患者的心理发挥作用。

并且,这还是一种治疗方法,通过改变不健康的行为和生活方式来增进健康。

医院健康教育是密切医患关系、减少医疗纠纷的重要纽带。医院健康教育可以降低医疗成本,提高患者生活质量,更是医院建设精神文明、弘扬医院文化、搞好医院公共卫生的重要策略与措施。因此,各级医疗机构均是医院健康教育的承担机构。

◆ 医院健康教育的常用方法

①演讲,可分为讲解和演示,如专题讲座。

②个别指导,指针对个别患者的咨询进行讲解和床边演示,如对手术患者和特殊检查、治疗患者的床边教育。

③集体指导,指针对有相同教育目标和教育内容的一组患者进行的集体咨询或指导。如相同手术方式患者的术前指导,相同病种或同样治疗方法患者的集体学习。

④大众传播媒介,包括大众媒介、视听手段、数字电视等。通过电视、广播、图表、标语、书籍、手册和教学设备传播。例如,利用电视录像对手术患者进行术前教育,利用手册对住院患者进行疾病教育,这些都能收到良好的效果。

⑤综合行为训练,主要有以下几种:

a. 技能培训:用于指导患者掌握某种特定的操作技能,如自测体温、脉搏、血压、血糖、尿糖,自我检查乳房和自行注射胰岛素等。

b. 模拟与游戏:采用游戏、角色扮演、文艺节目等方式实施,如为鼓励心脏手术患儿学会深呼吸,可利用游戏形式,教患儿吹气球,或在桌面上比赛吹折纸青蛙,在游戏中完成训练内容。

◆ 医院健康教育的开展途径

1. 医护人员健康教育

医院的医护人员和管理人员是医院健康教育和健康促进的目标人群之一。尽管医护人员掌握着医学知识和疾病治疗的技能,但存在吸烟、心理压力大、缺乏体力活动、过咸和高脂饮食等危险因素,相当多的医护人员有高血压、糖尿病等慢性病。医院应针对这些问题有组织、有计划地实施健康教育干预活动,促使医护人员建立健康的生活方式,保持和促进自身的身心健康,并成为健康行为的楷模。

开展医护人员健康教育工作前,应充分调查影响全院职工健康和生活质量的主要问题,如吸烟是否为男医生的主要问题之一、肥胖和缺乏体力活动的情况是否很严重、医护人员中是否存在糖尿病等高危因素等。对这些问题的调查和了解,既可以采用专题小组讨论的方法,也可以采用问卷调查的方法,以获得相关信息。

对于医院内医护人员的健康教育主要由健康教育科或公共卫生科负责实施。对于医护人员中普遍存在的健康问题,可以举办专题讲座,如戒烟知识讲座;也可根据医护人员的需求开展相应活动,如组织健身培训班,开办减肥瘦身俱乐部,组织登山、跑步、运动会等;根据医护人员的需求,购买发放健康教育书籍,订阅健康科普类的报纸杂志等。

2. 患者健康教育

①门诊健康教育

针对门诊病人逗留时间短、获取疾病防治知识较迫切等特点,可开展候诊教育、口头咨询教育、发放健康教育处方等活动。

医院可在门诊大厅设置咨询台、分诊台,由护理人员开展简单的疾病咨询,方便病人就医。在候诊大厅的显著位置设置医院各科室分布图,方便病人就医。有条件的医院还可在门诊大厅设置电子触摸屏,介绍医院的情况和专家的信息,做常见疾病的宣传教育。

医院各专科门诊应在候诊区设置与本专科疾病相关的防治、康复知识宣传栏,并设科普读物取阅架,放置手册、传单、折页、报纸杂志等,方便病人及家属在候诊时阅读。有条件的医院，可配备电视，如在产科门诊候诊区播放母乳喂养和产褥期健康保健知识，在呼吸科门诊候诊区播放吸烟危害呼吸系统功能的科普录像。

各专业门诊科室对患者及家属开展健康教育，针对性强，效果明显，既维护了正常的就医秩序，也提高了病人的依从性，同时也可以改善医患关系，是一项事半功倍的工作。

②住院健康教育

住院健康教育是指病人在住院治疗期间接受的与其所患疾病的预防、治疗、康复等相关知识和技能有关的健康教育活动。由于病人住院时间较长，可以采取有计划、有组织的健康教育活动。住院健康教育包括入院健康教育和病房健康教育。病房健康教育是整体化治疗的重要手段，是疾病治疗不可分割的重要组成部分。良好的病房健康教育将有效促进患者的痊愈和康复，特别是对高血压、糖尿病等慢性病患者，行为与生活方式指导教育将起到药物治疗所不能替代的关键作用。大多数住院病人对自身所患疾病存在着强烈的求知欲，此时对病人开展与其所患疾病治疗、预防和康复相关的健康教育，会收到显著的效果。

针对专科病人可以利用病人所患疾病相同的特点，开展集中式的健康教育活动，如内分泌病区可定期把病人集中起来，请本科专家进行糖尿病防治知识讲座，也可由本科室健康教育兼职护士组织病人开展糖尿病防治知识的专题小组讨论，病人之间、病人与医护人员之间都可以进行有效的交流和沟通。病区的医护人员也可以根据病人自身和治疗的需要，发放科普资料，如手册、书籍、报纸、杂志等。因病人住院时间较长，可以系统地进行治疗、康复和预防知识的教育。有条件的医院也可以在病房配备电视，定期播放疾病治疗、康复和预防的节目。

③出院健康教育

出院健康教育是指在病人出院前，向患者及其家属说明住院治疗的结果、疾病现状和预后，告知合理用药和定期复查等注意事项，进行生活方式和家庭护理指导的健康教育活动。出院教育是在病人出院后进一步巩固治疗效果,防止疾病复发,促进康复的重要手段。

病人出院前,应由责任护士或主管医生对患者所患疾病的治疗过程、治疗效果进行系统的回顾,为病人讲解疾病康复的相关知识,特别是要帮助病人掌握康复的基本技能,并在医院健康教育科的统一安排下,制作本病区常见疾病的出院康复手册,在开展出院教育时发放给病人。

④随访健康教育

随访健康教育是指在病人出院后对其健康状况进行跟踪监测随访,并根据具体情况开展的健康教育活动。随访教育是住院教育的延伸,也是医院开展社区卫生服务的一项内容。其主要对象是有复发倾向、需长期接受健康指导的慢性疾病患者。

随访教育包括电话随访和走访。通过电话随访,医护人员首先要了解病人出院后病情的变化和康复情况,以及影响病人康复的主要因素等。走访一般针对需长期追踪的病人开展,在对病人进行走访前,医护人员首先应与病人打电话联系进行预约。通过走访,全面了解病情的变化情况、病人的实际需求、病人的意见和建议等,走访者应根据病人的需求开展现场指导。

除了电话随访和走访外,医院也可以给病人邮寄与病人所患疾病相关的健康教育手册、折页或其他宣传品。有条件的医院还可以根据工作需要,邀请出院病人开展专题小组讨论。随访教育是病房健康教育的重要组成部分之一,体现疾病全程终身治疗的原则,能拉近医院与患者之间的距离,促进医患关系的改善,更好地巩固疾病治疗的效果。

◆ 如何建立医院健康教育管理组织?

1. 设立健康教育科

医院健康教育是有计划、有组织的健康传播与行为干预活动,需要有一个综合协调部门,因此设立健康教育科十分重要。健康教育科主要负责全院各科室健康教育工作的组织、协调、管理、监督与评价，制订全院年度健康教育工作计划与长期规划、工作方案和实施策略，根据各科室开展健康教育工作的需求，制作相关健康教育材料，开展针对各科室医护人员的健康教育知识和技能培训，整合本院医疗技术力量，开展社区健康教育工作。医院健康教育科应接受当地健康教育专业机构的业务技术指导，落实由当地行政部门制定的健康教育工作规范或标准，定期接受相关知识和技能的培训。

2. 各科室配置健康教育兼职人员

临床各科室均应配置健康教育兼职人员，兼职人员可以是护士，也可以是临床医生。兼职人员参照全院健康教育工作计划或规划，结合本科室的专业特点，根据病人及家属的需要，开展有针对性的健康教育活动。健康教育兼职医生或护士应接受健康教育科的组织管理，定期接受相关知识和技能的培训。

一个完善的院内健康教育工作网络是贯彻实施全院健康教育工作计划、开展健康教育工作的基础和保障。在院内开展健康教育，必须设立健康教育科，配备各科室的兼职健康教育人员。

◆ 医院健康教育管理目前存在的主要问题

1. 医院健康教育方面

①医院健康教育工作没有得到充分重视。医院管理层重视医疗，轻视健康教育；没有正确认识到医院健康教育的重要职能，即医院治疗的重要手段。主要表现在三个方面，一是医院健康教育管理组织不健全仍然存在；二是医院健康教育经费不明确现象仍然突出；三是医院健康教育制度与计划空白的医院数量不少。

②医院健康教育设施有待增加。按照有关要求，医院应设置健康教育宣传栏，设立健康咨询室，张贴健康教育宣传画，发放健康教育手册、健康处方，设置健康教育室，门诊大厅配备健康教育设施等。目前，许多医院健康教育设施还不能满足患者及家属健康教育的需求。

③医院健康教育管理体制不够健全。医院有分管健康教育工作的领导，也有负责健康教育的科室，但是没有完整的监督执行体系。医院健康教育工作内容、需求、评估等工作滞后或空白，致使患者及家属、医护人员不能成为健康教育的受益者。

④无烟医院创建活动仍需加强。

⑤医院健康教育活动不能满足住院患者或其家属的需求。住院患者或其家属对常见病的高危因素、饮食与运动指导、治疗与康复指导等知识的需求较大。

2. 护理健康教育方面

①护理健康教育没有得到医院的重视，医院没有把护理健康教育作为工作的重要部分。医院护理人员健康教育培训制度不完善、没落实，主要表现在护理人员缺乏健康教育理论、技能培训，工作不规范等问题。

②护理人员观念落后，思想上不重视护理健康教育。护理人员对基本健康教育知识知晓率非常低，这与护理人员本身对护理健康教育不重视有一定的关系。

③健康教育内容局限，教材短缺，护理人员健康教育能力严重不足。健康教育学是一门涉及医学、传播学、教育学、行为学、心理学、管理学等多学科的综合性学科。护理人员要履行好增进健康、预防疾病、减轻病痛、恢复健康的职责，就必须学习好这方面的知识。但是当前，护理人员一般通过查阅健康教育相关书籍和参加学术交流获得健康知识，而为护理人员提供健康教育的书籍仅为各专科疾病宣传教育指导书籍。健康教育指导书籍远远不能满足临床需求。由于各种形式的健康教育资源缺乏，护理人员对病人进行的健康教育指导大都千篇一律，未能做到因人施教，缺乏个性化。

④护理人员健康教育培训严重滞后。护理人员参加规范的培训学习机会较少，不能够系统掌握健康教育相关知识和技能。

⑤健康教育形式和方法单一，资料没有量化，内容不具体。目前，国内外采取的健康教育形式分集体、小组和个体 3 种或分集体和个体 2 种，多数情况是

多种健康教育方式并用。护理人员在实施健康教育时多以口头解释为主,口头解释多受护理人员掌握知识的深度和广度、语言能力、沟通技巧、施教时间等因素影响,行为不规范,随意性大。

◆ 医院健康教育如何规范管理

1. 医院健康教育方面

①强化医院领导的重视程度。要求领导层重视医院健康教育工作。医院健康教育工作直接影响疾病诊治的全过程,医院必须重视健康教育,把健康教育作为医院工作的重要组成部分。

②加大对医院健康教育的经费投入。医院健康教育是一项社会系统工程,关系社会民生的健康问题。各级医疗卫生机构要加大对健康教育工作的支持和投入,用好健康教育工作经费,切实做好医院健康教育各项工作。

③建立健全医院健康教育部门。各级卫生计生行政部门要按照《全国健康教育专业机构工作规范》要求,加强医院健康教育机构建设。医院要设置专门的健康教育室,专门负责医院健康促进和健康教育工作,开展好医护人员、患者及其家属以及社区居民健康教育工作。重点加强对健康教育部门的设备、人员管理。

④创新医院健康教育工作机制。各级医院健康教育科室要接收当地健康教育专业机构的业务指导,积极制订本医院健康教育发展规划和年度计划,有条不紊地开展医院健康教育工作,把健康教育工作融入医院的各个环节,提高患者的健康意识,促进健康。

⑤制定医院健康教育规范化制度。依照有关政策规定,制定和完善科学的医院健康教育工作规范和评价标准,建立与之适应的制约机制,促进健康教育工作的规范化、制度化、长效化,保证医院健康教育工作落到实处。

⑥科学确定医院健康教育的内容与健康教育方式。一要确定住院患者的健康需求,确定健康教育工作的重点内容。二要结合医院实际,积极发挥健康

讲堂、健康沙龙的作用，积极开展医院健康教育工作。三要积极利用现代高科技设施，开展医院健康教育。

⑦对医院健康教育工作要逐级考核，全面评估。各级卫生计生行政部门要落实医院健康教育考核评估工作。各级医院要制定详细的医院健康教育考核体系，对医院健康教育工作内容、形式、数量、效果等进行逐项考核评估，把医院健康教育工作考核和评估纳入年度考核。

2. 护理健康教育方面

①护理人员要转变观念，提高认识。健康教育目前已作为一种重要手段应用于临床，作为一名护理人员，首先要树立现代护理观，明确健康教育的重要性、必要性、长期性和复杂性，切实把健康教育作为一种自觉行为。

②加强护理人员健康教育知识培训，提高护理人员健康教育能力。将健康技能培训制度化、规范化、长效化。

③按照不同年龄、职业、性别等合理安排健康教育时间及形式。健康教育是一项非常复杂的工作，在临床工作中，应秉着"简单、实用、有效"的原则，制订妥善可行的教育计划，循序渐进，目标应在短时间内可达到，不可过高。除进行个人教育和指导、举办知识讲座外，还可开展易于被接受的电视、录像等教育，每名患者应接受两种以上形式的宣教。还要充分了解患者的情况，根据患者的接受能力和需求采取不同的健康教育方式，采用不同的健康教育内容，把健康教育融于日常基础护理和各项技术操作中，并结合标准的护理健康计划开展健康教育，避免使用医学术语，尽量通俗化，而且内容要具体、可操性强。

健康促进医院创建

◆ 健康促进医院概述

健康促进医院是医院健康教育与健康促进工作的制度化、长期化和可持续发展。健康促进医院的目标是通过改善就医环境，出台或改革有利于病人、医护人员及社区居民健康的政策，开展健康教育，普及健康知识和技能，提供综合的健康服务等措施，建立以促进健康为中心的医院。

◆ 健康促进医院创建的意义

①健康促进医院有助于医院所有部门调动促进健康的积极性，将以健康为中心的理念融入医院工作的各个环节，明显提高治疗效果。

②健康促进医院强调"以人为本"，而不是以疾病为中心的工作模式，保证了平等互动型的医患关系。

③医院以制度化的方式，把促进医护人员自身健康作为工作的重心之一，医护人员的自身健康能得到较好的保护。

④健康促进医院不但强调了对病人及其家属和社区居民的防病保健知识的传播，而且强调了政策、环境因素对人们的影响。健康促进医院通过制定有利于医护人员、患者、社区居民健康的政策和规定，把医院健康教育制度化、规范化，保证了健康教育的效果。

◆ 健康促进医院的工作内容

健康促进医院的工作内容应围绕世界卫生组织的健康促进工作框架和健康促进的定义而制定，至少应包括出台和改革现行的促进健康的政策、改善工作和就医环境、普及健康知识和技能等方面。医院健康促进工作的核心应是促使医院工作人员、患者及其家属和社区居民提高改善自身和他人健康的能力。其工作内容包括：

1. 政策改革

①将健康促进纳入医院总体工作计划或规划

医院应制订明确的健康促进工作计划或规划，并将其作为医院的年度计划或总体发展规划的一部分。

②保障组织机构的政策或规定

医院应成立健康促进工作领导小组或健康促进委员会，其成员应包括院长、分管院长、医务部、护理部、总务科、公共卫生科和健康教育科的负责人等。领导小组或委员会下设办公室，办公室最好设在健康教育科，健康教育科科长任主任。因健康教育科要协调全院各业务科室，所以应适当提高其地位。医院健康促进领导小组（委员会）每季度至少召开一次健康促进工作例会，回顾上季度健康促进工作，总结工作经验，解决工作中存在的问题，布置下一阶段健康促进工作的重点任务。

③有关经费保障的规定

医院应该在健康教育与健康促进工作上投入一定的经费，以保证健康促进工作的正常开展。

④禁止吸烟和酗酒的规定

健康促进医院首先是"无烟医院"，医护人员应树立良好的职业形象，医院内一切场所禁止吸烟和酗酒，并将上述规定纳入医院总体规章制度中，并与医护人员绩效考核挂钩。

⑤纳入绩效考核

动员医护人员参与健康促进工作,并将其纳入相关医护人员年度工作考评项目。医院明确医护人员对病人及其家属和社区居民开展健康教育工作是医护人员的责任和义务。

⑥发挥医院健康知识传播功能

健康促进医院的功能定位是医院不仅针对门诊和住院病人,也对社区居民和社会群众负有促进健康的责任和义务。随着人口的老龄化和慢性病的高发,越来越多的社区居民产生了强烈的防治慢性病、促进健康、提高生活质量的愿望,他们对慢性病防治知识和自我保健技能具有强烈的需求。医院各临床科室应充分利用丰富的医疗技术资源,在病人及家属、社区居民和社会群众中广泛开展健康知识传播活动。

⑦保护和促进医护人员自身的健康

医院的医护人员是健康促进医院的目标人群之一,应通过各种渠道和方式促进其自身的健康,如定期为全体医护人员进行体检,做到疾病的早发现和早治疗;鼓励并定期组织医护人员参加体育比赛、健身活动等健康促进活动;为医护人员提供营养膳食;为35岁以上的医护人员定期测血压和血糖等;为医护人员订阅健康科普、健身、休闲类报纸杂志等。

⑧慢性病的早发现

门诊各科室应制定规定,35岁以上首诊病人在就诊时必须测量血压并将血压测量结果记录在门诊医生电子日志和门诊病历首页上。

2. 改善医院环境

创建良好的环境是医院健康促进工作的重要组成部分,就诊环境和住院环境是影响病人心理和疾病转归的因素之一。良好的医院环境,不但体现了医院的管理水平,也可以提高患者对医院的信任度,增强患者战胜疾病的信心。医院环境主要包括物质环境和社会环境两个方面。物质环境主要是指医院建筑设计和门诊、病房的布局以及配套设施,门诊、病房、医护办公室、诊室的通风、照明、取暖等，院内环境的卫生和绿化，生活条件的提供，如餐饮设施和卫浴设施等。社会环境主要是指医院的社会风气、人际关系、对病人的服务环境等。具体地说，院内健康促进环境包括以下几点：

①医院为病人提供清洁、舒适的就医环境，包括门诊、病房、餐厅和卫浴场所等，照明、通风和保暖等应符合相关部门规定的标准，门诊大厅设置咨询台，配备必要的导医人员，方便病人就医。门诊应设置必要的供病人及其家属休息的场所。有条件的医院可以在门诊候诊大厅为患者及家属提供酒店式服务，如在大厅中摆放沙发，提供饮料或饮用水、茶点，播放健康科普节目等。

②加强院内绿化和美化，营造清新自然的院内环境。医院遵守国家有关医疗垃圾的处理和管理规定，将每天产生的医用废弃物运送到指定地点进行无害化和合理处置，避免环境污染和造成安全隐患。

③保障医院安全环境，消除安全隐患。如消防安全、治安保护等均应符合有关管理部门的标准。

3. 提高和发展个人健康技能

提高医护人员健康教育和健康促进技能是医院的职责之一。健康教育与健康促进是一门研究健康知识和技能传播的学科，医护人员之间、医患之间无时无刻不在进行着人际传播，从某种程度上说，疾病治疗的成败取决于医患沟通质量的高低。好的医患沟通可以使医护人员很快地了解病人的病情，及时准确地采取有效的治疗措施，使病人得到有效的治疗。医护人员均要学习和掌握传播学、心理学、行为医学等有助于提高健康教育与健康促进相关的理论知识和技能，健康教育科必须每年对医护人员进行相关知识培训，并将其纳入学分制管理。

4. 发挥对社区卫生服务的指导作用

社区健康教育工作是健康促进医院工作的一部分，医院应定期开展社区诊断，掌握所在社区居民的患病情况和健康状况，并根据社区诊断的结果开展有针对性的社区健康教育工作。如经过社区诊断，发现医院所在社区老年人较多，高血压、糖尿病等慢性病发病严重，就应该加强院内相应科室的技术力量，健康教育科应重点组织开展这方面的健康教育工作。医院在开展社区健康教育工作前，也应根据社区的基本情况、医院的医疗技术力量和相关资源的可利用情况，制订详尽的工作计划和规划，有阶段工作目标和总目标，有实施方案和评价策略，有工作实施进度等。

在实施社区健康教育与健康促进工作计划或规划过程中，医院应充分发挥医疗技术指导中心和健康促进中心的作用，定期组织医护人员深入社区开展健康咨询活动。

另外，有条件的医院可在社区组织对健康教育工作比较热心的老年人、学生等作为健康教育的志愿者，参与到医院的社区健康教育工作中。志愿者在某种程度上将发挥医院所达不到的工作效果，因为他们来自社区，对社区的情况比较了解，更容易开展工作和取得较好的效果。

为了全面促进社区健康教育与健康促进工作，医院在一开始创建健康促进医院工作时就应该认真听取社区居民代表的意见和建议，健康促进领导小组成员应包括医院所在区（县）、街道的主管领导和居民代表。

另外，医院也应充分发挥其作为健康教育核心的作用，大力协助所在社区的功能机构，如机关单位、社会团体、企业和学校等的健康教育工作，如到机关单位对职工开展慢性病防治知识和技能讲座，协助企业对职工进行体检，全面参与中小学校开展健康促进学校工作等。

5. 改善医院社会环境

树立以病人为中心的工作观念，在实际医疗服务实践中不仅要努力提供医疗服务，而且应该尽力满足病人及其家属的咨询、健康教育的需求。强调医护人员的服务态度，一切以病人的需要为出发点。强调医护人员对病人的尊重。特别应强调不歧视低收入患者。

◆ 健康促进医院创建步骤

第一步：建立医院主管健康教育与健康促进工作的部门

完善的组织结构和优秀的人力资源队伍是保证健康促进医院工作成功开展的基本条件。成立医院健康促进工作领导小组或健康促进委员会，建立主管健康教育与健康促进工作的部门十分重要。这些机构全面承担健康促进医院的创建工作和日常管理工作。

健康教育科在开展健康促进医院的工作中，起着健康教育与健康促进业务技术协调管理和指导的作用，是健康促进医院工作的实施部门。各科室的健康教育兼职人员是健康促进医院中的工作骨干，各业务科室的其他人员是健康促进医院工作的参与者。各科室健康教育兼职人员和业务技术骨干应经常进行健康促进方面的培训，熟悉创建健康促进医院的相关内容和要求、开展健康教育和健康促进工作所需要的知识和技能等。

第二步：培训

培训医院健康教育主管部门的人员和兼职人员，使他们先了解健康教育与健康促进的有关知识，成为健康促进医院的工作骨干，这是开展各项工作的基础。培训的内容包括健康的新概念及其影响因素、医学模式、健康教育与健康促进的概念和策略、健康促进医院的理念和工作内容、工作方法等。

培训可分为健康促进骨干培训和一般性培训，骨干培训主要针对各科室的健康教育兼职人员，培训内容要详细、系统、深入。对其他医护人员可开展一般性培训，内容要简单明了。

第三步：了解需求

无论是门诊病人还是住院病人，无论是社区居民还是院内职工，他们对医院的服务需求既有相同点也有区别，了解分析不同人群的健康教育需求是开展工作的第一步，也是制订工作计划的重要依据。

了解需求的方法有多种，常用的方法包括：查阅资料（如病案）了解来医院就诊病人的重点问题；与病人座谈或填写问卷了解他们的想法和要求；到社区开展座谈会和走访,有代表性地了解社区居民的需求；与医院的职工代表座谈,了解医院职工对健康促进方面的需求等。

第四步：制订健康促进医院工作计划或规划

工作计划应包括背景资料（重点问题和需求）、工作目标、工作内容、实施策略、行动方案、评价指标、经费预算和时间进度等。健康促进医院工作计划可以是年度工作计划,也可以是三年规划。

在制订工作目标时要考虑其可实现性,最好既有长期目标也有短期目标。短期目标容易实现,使健康促进医院工作很快可以见到效果,会对工作的持续性开展产生激励作用。

工作内容、实施策略和行动方案要紧密围绕目标而制订,要强调核心工作内容和策略,突出工作重点和要解决的重点问题,兼顾辅助措施。

确定评价指标时既要考虑过程评价指标也要兼顾效果评价指标,既要考虑指标的敏感性,即是否能反映工作开展的真实情况,也要顾及指标的特异性,即是否能测量健康促进工作的开展情况,而不是其他工作的开展情况。如在评价医护人员健康教育工作的开展情况时,用当月健康教育宣传材料发放数作为评价指标不如用当月门诊病人中得到健康教育处方者的百分比作为评价指标敏感性和特异性来得好。

第五步：动员

有了详细可行的工作计划,就要着手筹备召开健康促进医院启动大会。参加人员应包括健康促进医院领导小组或委员会成员、全院职工、社区负责人代表、居民代表、患者代表及其他社会团体的代表等。会议内容应特别明确创建健康促进医院的目的和意义、主要工作方案和策略以及各部门的责任和义务等,并在会上公布创建健康促进医院工作计划或规划。启动大会是动员的主要方式之一。

健康促进医院工作的动员应包括领导动员、全院职工动员和患者动员三个层面。

动员的第一步是向医院有关领导汇报工作计划，使领导对开展健康促进医院的具体工作有所了解，取得领导对工作的支持。另外，应在征得院长同意的基础上，在院务会或全院职工大会上进行汇报，取得医院骨干和全院职工对开展健康促进医院工作的认同和支持。

接下来是向院领导和各科室尽快传达其他医院开展健康促进工作的成功经验。可以邀请健康促进医院的代表前来介绍创建经验，介绍其他医院健康促进工作的成功经验时，应特别注意其可实现性和可持久性。

医院全员动员是对全体职工的动员活动，可以把健康促进医院有关的背景资料制作成浅显易懂、生动有趣的多媒体投影，在全院职工大会上进行讲解，健康促进医院代表未来医院的发展方向，相信会取得大多数职工的支持。也可以事先编辑制作折页、传单等宣传材料，在医院职工中发放，营造创建健康促进医院的氛围。可以邀请社区负责人和居民代表参加动员会，奠定良好的社区关系基础。

患者动员也是必要的。通过向病人宣传开展健康促进医院工作的情况，可以在患者和社区居民中形成无形的督促作用。

第六步：实施

计划的实施过程是落实健康促进医院工作内容的重要环节，一旦召开启动大会就意味着创建健康促进医院工作的开始。在工作计划的执行过程中需要特别注意的是：

①将健康促进医院工作与医院各部门的常规工作有机地结合起来，避免把创建健康促进医院的工作看成是额外的负担。

②在计划执行过程中，应经常举办有关的专题小组讨论会、专题性会议或培训。

③过程评价是随时调整工作计划、保证工作效率和提高效果的重要手段，所以应贯穿整个计划实施的全过程。

④对于健康促进医院工作比较突出的部门或个人应进行定期的表彰，以鼓

励工作的不断进展。

建立院内院外信息沟通和交流机制,使各部门和各单位及时了解整个工作计划的进展情况,达到相互交流、相互促进的目的,如可以定期编印发放健康促进医院工作信息简报等。

附1:世界卫生组织欧洲区健康促进医院标准

1. 政策与管理:制定开展健康促进的政策性文件。有关政策规定被纳入机构质量改善的组成部分,并以促进患者、家属和医护人员健康为目标。

1.1 对有关健康促进政策规定的实施、评价和定期回顾。

1.2 对"1.1"中的所述活动的开展提供资源。

1.3 所有医护人员知晓有关政策规定,将其纳入新员工入职教育。

1.4 确保健康促进工作开展情况能够得到定期的评估。

1.5 确保员工具有开展健康促进活动的能力。

1.6 确保用于开展健康促进工作所需要的设施、设备、场所等。

2. 患者评估:确保医护人员能够与患者合作,对开展健康促进活动的需求进行系统的评估。

2.1 所有患者的健康促进需求均应得到评估。

2.2 患者组织的具体需要应得到全面评估。

2.3 患者的健康促进需求在首诊时就应得到评估。

2.4 需求评估应关注到患者的知情权和社会文化敏感性。

2.5 其他医疗机构提供的信息得到利用。

3. 患者信息和干预:医院向患者提供与其所患疾病有关的影响因素,健康促进干预被纳入治疗路径。

3.1 根据健康促进需求评估,使患者知晓影响他们健康的因素,并与患者一起就健康促进活动达成一致意见。

3.2 就有关患者所患疾病、现状、治疗措施和影响因素,给予患者清晰的、易于理解的和恰当的信息。

3.3 医院确保给予患者基于需求评估的系统的健康促进活动。

3.4 医院应对健康促进活动情况进行记录,并对效果进行评估。

3.5 医院保证所有患者、家属和医护人员能够得到健康影响因素的一般信息。

4. 创建健康环境:把医院建成一个健康场所。

4.1 医院保证有一个综合的人力资源开发战略,并把职工的健康促进技能发展和培训作为其中的重要组成部分。

4.2 医院应建立和实施保证工作环境健康和安全的政策。

4.3 应确保医护人员在建设健康环境方面有参与决策的权利。

4.4 医院有提高和维持员工健康意识的职责。

5. 可持续发展和合作:医院应有与其他机构、部门合作的计划措施。

5.1 医院保证健康促进服务作为现有服务和健康规划的一部分。

5.2 医院与社区中的其他保健、社会照护机构和社会组织保持密切合作。

5.3 医院应在患者出院后继续给予健康促进服务。

5.4 有关患者的记录和信息能够提供给其他医疗机构或康复照护机构使用。

附2：浙江省健康促进医院考核标准（试行）

考核项目	考核指标	分值	考核要点	考核办法	评分标准	实际得分	备注
一、组织建设（15分）	1.1 组织网络	8	1.1.1 建立医院健康教育领导小组，成员构成合理，分工明确，责任落实（2分）。 1.1.2 有健康教育主管科室，负责健康教育工作的日常管理和部门协调（2分）；专兼职健康教育人员不少于2人（2分）。 1.1.3 临床、医技科室均配备兼职健康教育人员（2分）。	查阅文件、花名册、会议记录，现场查看	1.1.1 非院级领导担任组长，成员未涵盖各行政科所和业务科室、日常建设管理职责未有效落实各扣0.5分。 1.1.2 无主管科室扣1分；专兼职人数少于2人扣1分，无专兼职人员扣2分。职责分工不明确扣1分。 1.1.3 每少一个科室扣0.5分。		
	1.2 制度建设	4	1.2.1 制定健康促进医院建设规划和工作计划，并纳入医院目标责任管理考核（2分）。 1.2.2 制定健康促进相关工作、考核、奖惩等制度，将健康促进融入医院管理和医疗活动（2分）。	查阅文件、现场抽查	1.2.1 未纳入医院规划和年度工作计划扣1分，不全扣0.5分；未纳入职能和医技科室目标责任管理考核扣1分。 1.2.2 随机抽查3—5名职工相关制度知晓程度，1人1项不知道扣0.2分。		
	1.3 经费保障	3	1.3.1 保证健康教育必备的仪器设备以及工作经费（3分）。	查阅财务凭据	1.3.1 主管科室配备的电脑、影像、投影等设备不能保证工作开展扣1分；健康教育工作经费未单列、不足、使用不合理扣2分。		
二、环境建设（15分）	2.1 提供安全舒适工作就医环境	9	2.1.1 院内环境整洁，通道畅通，垃圾箱、废弃物容器门盖闭合，绿化占医院总面积≥30%（2分）。	现场查看，查阅资料	2.1.1 环境不整洁、发现卫生死角扣0.5分、通道破损、不通畅扣0.5分、垃圾门盖未闭合扣0.5分，绿化不到30%扣0.5分。		

续表

考核 项目	考核 指标	分值	考核要点	考核办法	评分标准	实际 得分	备注
二、环境建设（15分）	2.1 提供安全舒适工作就医环境	9	2.1.2 门诊大厅设置咨询台，设置专人提供健康咨询服务；门诊区提供与就诊人数相适应的候诊座椅，为患者提供安全、私密的就诊环境（2分）。 2.1.3 各楼层卫生间清洁，无蚊蝇，无异味，无烟蒂，有盥洗设施，洗手液（肥皂）等，有残疾人厕位（2分）。 2.1.4 营造良好的无烟环境（1分）。 2.1.5 提供医务人员一定数量的健身场所（1分）。 2.1.6 医院建筑、食堂等场所设施、医疗设备等符合安全保卫、消防、食品安全、院感、污水、废弃物处理等相关标准规定（1分）。	现场查看、查阅资料	2.1.2 门诊大厅咨询台无咨询台扣0.5分，未发现咨询服务人员扣0.5分；候诊座椅不足的扣0.5分，未设置安全私密就诊环境的扣0.5分，未进行相关管理和引导的扣0.5分。 2.1.3 卫生间脏乱，有蚊蝇，异味，烟蒂，附属设施不足，无残疾人厕位酌情扣分。 2.1.4 发现医务人员吸烟扣1分；禁烟标识、公告、指引牌等不醒目、病人及家属抽烟无人劝阻等情况酌情扣分。 2.1.5 医务人员活动场所不能满足医务人员基本健身需求酌情扣分。 2.1.6 查阅有关部门审查意见和记录，发现1项不符合扣0.5分，扣完为止。		
	2.2 有固定的健康教育阵地	6	2.2.1 医院有固定的宣传阵地，包括宣传栏、宣传板、宣传架、电子屏、导医电屏或电化设施，音像资料不少于12种并定期更换或播放（3分）。	现场查看	2.2.1 室外固定宣传栏少于2个扣0.5分，未达不到规范要求扣0.5分，未2月更新一次扣0.5分，扣完1分为止；发现1个宣传栏、宣传架、固定宣传板（导医屏）等电化设施、或未设置电子屏1分为止；音像资料少于12种按比例扣分，扣完1分为止。		宣传橱窗要求：设于明显处，面积不少于2平方米，距地面1.5—1.6米高度。

续表

考核项目	考核指标	分值	考核要点	考核办法	评分标准	实际得分	备注
二、环境建设（15分）	2.2 有固定的健康教育阵地	6	2.2.2 门诊大厅、各病房楼层应备各种供阅览的折页、处方和手册等健康教育资料（1分）。 2.2.3 医院门户网站设有健康教育专栏，信息每周更新；利用新媒体开展健康传播（2分）。	现场查看	2.2.2 各处至少有5种以上免费宣传品，每少一种扣0.2分。 2.2.3 网站没有健康教育专栏扣1.5分，信息没有每周更新1次以上扣1分；未利用新媒体平台开展宣传扣0.5分。		宣传品要求：包括季节性病、传染病、计划免疫、健康生活方式、控烟等。
三、健康活动（38分）	3.1 院内健康教育	26	3.1.1 健康教育活动。采取多种形式开展疾病及相关危害因素专题宣传教育活动（4分）。 3.1.2 门诊健康教育。采取多种形式开展门诊患人健康教育（2分）。 3.1.3 各病区建立健康教育知识库，纳入医院临床路径等服务流程；开展住院患者入院、院中、出院健康教育，住院患者相关健康知识知晓率达到80%以上（6分）。	查阅资料、现场查看、问卷调查	3.1.1 采取健康讲坛、咨询等形式对患者及其家属开展专题教育，数量达不到24次/年或过程性资料不全按比例扣分。 3.1.2 随机抽查一定数量门诊患者，询问当面指导、文字、图片等形式的健康教育情况，指导率不到80%以上的每下降5%扣1分。		知识库：提炼疾病的核心知识，涵盖疾病危害因素、用药教育、日常饮食护理、康复指导、技能五部分内容。

续表

考核项目	考核指标	分值	考核要点	考核办法	评分标准	实际得分	备注
三、健康活动(38分)	3.1 院内健康教育	26	3.1.4 开展患者健康教育需求评估和健康教育效果评价(8分)。 3.1.5 患者及家属对医院健康教育满意度(4分)。 3.1.6 承担体检的医疗卫生机构要对体检单位的整体结果进行分析并提出建议(2分)。	查阅资料、现场查看、问卷调查	3.1.3 未建立健康教育知识库扣1分,知识库内容不全的酌情扣1分;根据知识库设计调查提纲,抽查2个以上病区一定数量住院患者,患者健康知识以及血压、血糖和体重的知识知晓率达到80%以上得4分,不足80%每降低5%扣1分。 3.1.4 需求评估过程性材料完整、要素齐全,内容针对性强得4分;开展1种以上单病种或群体健康教育评价,要素清楚、操作性强,过程资料齐全得4分,不足的酌情扣分。 3.1.5 按照统一调查表格,随机抽查一定数量患者及家属,满意度达80%以上得4分,不足80%每降低5%扣1分。 3.1.6 未开展整体结果分析的扣2分,未提出建议的扣1分。未承担体检的医疗机构按标准化处理。		血压、血糖、血脂的知晓率为知道正常/异常。

续表

考核项目	考核指标	分值	考核要点	考核办法	评分标准	实际得分	备注
三、健康活动（38分）	3.2 院外健康教育	12	3.2.1 健康传播。组建院级健康科普讲师团，开展辖区健康教育活动1次/月以上（4分）。 3.2.2 服务下沉。联合合作医院、下级医院等开展健康教育指导和服务，每2月至少一次（4分）。 3.2.3 媒体健康教育。加强媒体合作，联合大众传媒开展健康教育活动（2分）。 3.2.4 应急健康教育。根据本地自然灾害、突发公共卫生事件开展应急健康教育工作（2分）	查阅资料	3.2.1 无院级健康科普讲师团扣1分；活动缺1次扣0.5分，要求覆盖社区和单位，内容涵盖健康生活方式、可干预危险因素、重点疾病和公共卫生问题等，不足酌情扣分。 3.2.2 每少1次扣0.5分，计划、总结及过程性材料，缺1项扣0.5分，扣完为止。 3.2.3 没有开展不得分，合作计划、日程安排等过程性资料不全酌情扣分。 3.2.4 制定预案1分，有事件未开展不得分，如无相关事件按标化处理。		
四、健康技能（17分）	4.1 培训指导	8	4.1.1 将健康教育纳入医院继续教育和规范化培训内容（2分）。 4.1.2 相关人员健康教育基本理论与技能、行为危险因素等知识培训，年度培训覆盖率达90%以上（4分）。 4.1.3 健康教育专兼职人员指导开展全院健康教育工作（2分）。	查阅资料、现场查看	4.1.1 未纳入医院继续教育或规范化培训各扣1分。 4.1.2 专职管理人员每年至少参加1次县级以上专业机构培训，兼职管理人员每年至少参加1次院级培训，健康教育纳入新入院职工岗前培训，培训过程性资料不全扣0.5分，培训覆盖率每下降10%扣0.5分。 4.1.3 抽查2个科室，指导活动记录不全酌情扣分。		专职培训兼职、兼职的工作开展情况

续表

考核项目	考核指标	分值	考核要点	考核办法	评分标准	实际得分	备注
四、健康技能（17分）	4.2 技能水平	9	4.2.1 组织全院编制各类科普文章和工作信息,开展健康教育课题研究（5分）。4.2.2 医务人员掌握健康教育基本知识（4分）。	查阅资料、现场查看	4.2.1 每年在县级以上刊物、媒体发表科普文章或参与节目不足24篇（次）扣3分；每年向辖区健康教育机构报送科普和信息不足24篇,按国家、省、市和县级加2分、1.5分、1分和0.5分。4.2.2 随机问卷调查抽查10名医护人员,健康教育知识知晓合格率不足80%的每降低5%扣1分扣完为止。		健康教育基本知识技能包括医院网络、框架、职责、基本传播技能等。
五、员工保健（15分）	5.1 健康保健	6	5.1.1 每年开展全体职工1次定期体检,按年度分析评估,掌握职工健康水平（3分）。5.1.2 根据职工主要健康问题和暴露的职业危害,增加体检项目和体检次数,并对职业暴露采取防护措施（3分）。	查阅记录、现场询问	5.1.1 体检率不足90%的,每下降2%扣0.5分,扣完1分为止；无分析评估报告扣2分,内容不全的情况扣分。5.1.2 未增加体检项目或体检次数扣1分；无健康筛查、免疫接种、职业防护等情措施记录扣2分,记录不全的情况扣分。		体检率指单位统一组织体检的参检率。
	5.2 健康干预	9	5.2.1 根据职工主要健康问题,找出主要危险因素,制订干预方案,实施健康干预,评估干预效果（7分）。		5.2.1 无需求评估报告扣2分,优先项目不明确扣1分；无干预方案、干预措施、效果评估各扣2分；资料不完整、效果不明显的,酌情扣分。		

续表

考核项目	考核指标	分值	考核要点	考核办法	评分标准	实际得分	备注
五、员工健保健（15分）	5.2 健康干预	9	5.2.2 组织职工开展有益于身心健康的文化娱乐、体育活动 4 次以上（2 分）。	查阅记录、现场询问	5.2.2 缺少一次扣 0.5 分，过程性资料不完整酌情扣分。		

注：1. 健康促进医院必须出具卫生行政部门无烟医疗卫生机构命名文件，达到《无烟医疗机构标准》，不达标的机构不予参评。

2. 达到 90 分以上者为浙江省健康促进医院。

PART 2 第2章

患者住院须知

HUANZHE ZHUYUAN XUZHI

入院相关常识

🔷 为什么病房内应定时通风换气?

①通风换气是调节室内温度、湿度最方便的方法。新鲜空气可增加患者的舒适感。

②通风是降低室内空气污染的有效措施,有利于减少呼吸道疾病的传播。

③通风需根据门窗大小、室内外温度差、通风时间及室外气流速度不同,灵活掌握。一般通风时间 30 分钟即可。避免对流风直吹患者,尤其是老年人、体弱者,以免着凉感冒。

🔷 住院期间为什么要限制探视?

①为保证患者有足够的休息时间,有必要限制探视或规定探视时间。

②陪伴者和探视者中有健康带菌者,这些带菌者的呼吸道、皮肤等部位除带有正常菌群外也带有条件致病菌。例如,带菌者在病房内咳嗽、打喷嚏或谈笑,很多飞沫会从口腔、鼻孔喷出,飞沫中含有呼吸道黏膜分泌物及病原微生物。据有关文献报告,一次咳嗽可产生飞沫 10^5 个以上。因此人员活动性、流动性越大,病房内细菌数越多。严格限制陪伴和探视人数,可降低空气中的细菌数量,为控制院内感染的重要措施。

③在炎热的夏季,病房内陪伴和探视人数增多,会使病房内温度升高,导致细菌生长繁殖,增加患者感染机会。

◆ 热水袋使用的注意事项

①对婴幼儿、老年人以及昏迷、末梢循环不良、麻醉未清醒、感觉障碍等患者来说,热水袋的水温应在50℃以内,热水袋用大毛巾包裹,以避免直接接触患者皮肤而引起烫伤。使用前应检查热水袋有无破损,热水袋与塞子是否配套,以防漏水。充水至1/3—1/2即可。

②使用过程中,应注意观察局部皮肤的颜色,若发现皮肤潮红,应立即停止使用。

③扭伤后局部明显肿胀者,24小时内禁用热水袋热敷。急性腹痛者未确诊前,以不用热水袋热敷为宜,以免掩盖病情,耽误治疗。

◆ 如何预防跌倒、坠床的发生?

①躁动不安、意识不清者,婴幼儿及老年患者,应根据情况使用床栏或护具加以保护。

②年老虚弱、偏瘫或长期卧床患者,下床时应给予协助,可用辅助器具或协助行走。

③患者的常用物品应放于容易拿取处,以防患者取放物品时失去平衡而跌倒、坠床。

④为防止行走时跌倒,地面应保持整洁、干燥,移开暂时不需要的器械,减少障碍物。患者应穿防滑拖鞋。通道和楼梯等出口处应避免堆放杂物,防止撞伤、跌倒。

术前术后护理

💧 手术前饮食需要注意哪些事项？

根据手术的种类、方式、部位、范围的不同，术前给予不同饮食。

①施行胃肠道手术的患者应在手术前 1—2 天开始进流质饮食；其他手术术前 12 小时开始禁食，术前 4 小时开始禁水，以防因麻醉或手术过程中呕吐引起误吸、窒息或吸入性肺炎。

②择期手术者最好在术前一周左右补充足够的热量、蛋白质和维生素，以利于术后组织的修复和创口的愈合，提高防御感染的能力。

💧 手术前的肠道准备应注意什么？

1. 饮食控制

饮食控制是常规术前肠道准备的重要组成部分，方法是前 2—3 天给予半流质饮食，术前 1 天进流质饮食，术前 12 小时禁食，术前 4 小时禁水，这主要是为了减轻肠道负荷，防止吸入性肺炎的发生。

2. 肠道清洁

①清洁灌肠。传统的清洁灌肠方法是使用灌肠筒和一次性肛管，将液体灌入肠道，当直肠内压力升高时，便意产生，达到清洁肠道的作用。此法的缺点是清洁肠道的效果欠佳。

②全肠道清洁。全肠道清洁是目前最常用的术前肠道清洁方法。口服导泻药物，清洁肠道。此法简便、患者依从性好、效果确切，可避免多次插入肛管

致直肠黏膜损伤和肛门括约肌疼痛。但导泻药物也存在着口感欠佳、具有不良反应等不足。腹部外科常用口服导泻药物,如聚乙二醇,这是一种吸收性的口服肠道清洗液,患者依从性好,且不会引起体液大量外渗而脱水。

◆ 为什么手术后需要使用镇痛泵?

患者控制的止痛(简称 PCA)即患者感觉疼痛时按压启动键,通过由计算机控制的微量泵向体内注射设定剂量的药物。其特点是在医生设置的范围内,患者可自己按需调控注射止痛药的时机和剂量,达到不同患者、不同时刻、不同疼痛强度下的镇痛要求。它可提供麻醉剂的剂量、剂量增减范围和估计两次剂量的间隔最短时间等数据,还可提供一个稳定的注药间隔周期,能更好地取得疼痛控制效果,减少麻醉剂用量,减少不良反应。

◆ 使用镇痛泵需要注意哪些事项?

①确保镇痛泵正常工作。妥善安置好镇痛泵及其延长管,防止硬膜外导管受压、打折或脱出。观察储液囊有无破裂或药液有无流入外壳,如有异常立即停止使用,及时通知护士。

②生命体征监测。密切观察呼吸的节律、频率、幅度和血压、脉搏情况,定时监测血氧饱和度,如出现呼吸减慢、血压下降,应当减慢镇痛泵剂量或暂停使用镇痛泵,适当加快补液速度。

③咳嗽排痰。开胸术后患者咳嗽排痰对预防肺不张等并发症非常重要。使用麻醉镇痛泵可引起咳嗽乏力,同时吗啡还有中枢镇咳作用。因此,术后每1—2 小时帮助和鼓励患者咳嗽排痰,并予雾化吸入治疗。

④其他并发症的护理。

a.恶心、呕吐。这是 PCA 较为常见的不良反应,是由芬太尼等阿片类镇痛药物兴奋延髓化学感受器而引起的。应帮助患者消除心理顾虑,分散注意力。同时,患者需保持呼吸道通畅,口腔清洁。口腔护理 2 次 / 日,或者勤漱口。

b. 皮肤瘙痒。阿片类镇痛药物对一些特异性机体有致敏作用,会诱发组织胺的释放而引起皮肤瘙痒。部分患者因为术后身体虚弱,出汗较多而全身瘙痒。应加强皮肤护理,出汗多者勤擦洗,勤换衣物,防止抓伤皮肤。

c. 排尿障碍。镇痛药物会抑制神经系统的反射作用,干扰生理性排尿功能,从而引起排尿困难。也有些患者由于不习惯在床上排尿,从而出现排尿困难等现象。针对这些问题可以采取下腹部按摩、热敷等措施。如果效果不佳,应及时通知医生给予导尿,避免膀胱过度充盈,加重排尿困难。

d. 腹胀、便秘。镇痛泵中所含阿片类药物,有抑制肠蠕动的副作用,为了帮助患者尽快恢复肠功能,应协助及鼓励其多翻身并下床活动。患者适当增加饮水量。

e. 压疮。术后镇痛一般需要 1—3 天,患者由于卧床不起,皮肤长期受压,易发生压疮,尤其老年和消瘦患者更易发生,要注意皮肤护理,定期翻身,避免压疮的发生。

f. 镇痛不全。告知患者在咳嗽、翻身、下床活动前及感觉疼痛时,按键加压给药,不要等到疼痛剧烈时再应用。勿使导管扭曲、打折,要保持镇痛泵的通畅。

g. 毒性反应。观察使用局部麻醉药时中枢神经系统的毒性反应,如头痛、头晕、口唇麻木,必要时请麻醉师处理。

◆ 如何缓解术后疼痛?

①情绪稳定、精神放松,以增强对疼痛的耐受性。

②通过看报、听音乐、与家人交谈、深呼吸、放松按摩等方式分散对疼痛的注意力。

③尽可能地满足患者对舒适的需要,如协助变换体位,保持室内环境舒适等。

④药物止痛是临床解除疼痛的主要手段。给药途径有口服、注射、外用、椎管内给药等。止痛药分为非麻醉性和麻醉性两大类。非麻醉性止痛药如阿司匹林、布洛芬、止痛片等,具有解热止痛功效,用于中等程度的疼痛,如牙痛、关

节痛、头痛、痛经等。此类药大多对胃黏膜有刺激,宜饭后服用。麻醉性止痛药如吗啡、哌替啶(杜冷丁)等,用于难于控制的疼痛,止痛效果好,但有成瘾性和呼吸抑制的副作用。

⑤中医疗法,如针灸、按摩等,有活血化瘀、疏通经络的疗效,有较好的止痛效果。

⑥物理止痛。应用冷热疗法可以减轻局部疼痛,如热水袋敷、洗热水浴、局部冷敷等方法。

检验、特殊检查相关配合

◆ 血液标本采集

一般清晨空腹抽血最好。空腹采血项目应禁食 8 小时以上。避免快走、跑步等剧烈运动。采血前一天忌烟、酒、咖啡,并尽可能避免服用任何药物。检查血脂应禁食 12—14 小时,方可采集血标本。

◆ 尿液标本采集

尿液标本应留取新鲜晨尿,因为夜间饮水较少,肾脏排到尿液中的多种成分都储存在膀胱内并进行浓缩,为提高阳性检出率,以留取中段尿为好。女性留取尿液标本时应避开经期。用于常规检验的尿量留取 8mL 左右。

◆ 粪便标本采集

检查前 3 天禁食肝、血或含铁药物。大便留取后应在 30 分钟内送检,装大便的容器应洁净干燥。若大便有黏液或血液,应选取黏液及血液部分送检。

◆ 痰液标本采集

清晨起床,用冷开水反复漱口后用力自气管咳出第一口痰。对于痰少或无力咳痰的患者可进行诱导咳痰。标本采集后,应尽快送检,标本放置时间不超过 2 小时。

◆ B 超检查

①肝胆脾胰 B 超检查需空腹。检查前一日晚餐宜清淡为主,少吃油脂类食物,晚上九点以后禁食、禁水。

②子宫附件 B 超检查需喝水、憋尿。

③阴道 B 超需排尿。

④泌尿系统检查要憋尿,以感到尿意为准,适当饮水,待膀胱充盈后检查。

◆ 磁共振(MRI)检查

1. 以下情况不宜行 MRI 检查

①安装有心脏起搏器;②置入有人工金属心脏瓣膜;③置入有各种人工关节及假体、金属内固定物;④置入有冠状动脉及各种血管支架、胆道支架、食管支架及其他金属内支架;⑤人工耳蜗置入术后,眼球内有异物(如金属异物);⑥有活动义齿,体内残留金属异物;⑦其他因手术等原因体内置入有金属物品。

2. 检查注意事项与配合

①检查当日不要穿戴有金属或拉链的衣服。

②检查前要取下活动假牙。

③禁止随身携带任何金属物品及电子产品,如硬币、钥匙、打火机、刀具、皮带、项链、眼镜、耳环、金属发夹、别针、手表、手机、磁卡、心电监护电极、助听器、轮椅、推床等。

④腹部检查前禁食 4 小时,检查前一周不能做胃肠道钡餐检查。置有金属

避孕环的患者,必要时需将其取出再行检查。

⑤男性前列腺、女性盆腔检查前,需憋尿。

◆ CT 检查

①腹部检查需空腹。

②若做过胃肠钡剂造影者,一般需 5—7 天钡剂排净后方可检查。

③膀胱、盆腔检查者需憋尿。

④含碘造影剂过敏,严重心、肾功能失代偿者,禁止行增强检查。

⑤孕妇禁忌检查。

◆ 胃镜检查

1. 检查前

①检查前一天应吃易消化食物,检查 8 小时前开始禁食、禁水,检查当日空腹,若有胃潴留,检查前 2 天改进流食,若有幽门梗阻,检查前一晚应洗胃。

②有慢性疾病患者,检查当天可按时服药,但应在检查 2 小时前服用。

③患有高血压、哮喘,心、肺、脑及精神疾病,年龄大于 60 岁或做无痛胃镜者,需要家属陪同。

④检查前需排空膀胱,取下假牙、眼镜。

⑤检查时随带干毛巾一块。

⑥若长期服用抗凝药物,如波立维、阿司匹林、华法林等,须在医生指导下停药,至少停药 1 周后才能行胃镜检查,否则无法进行胃黏膜组织活检。

2. 检查后

检查后可能会感到咽部不适或疼痛,有少许胃胀,这是正常现象,休息片刻后会好转。若无特殊情况, 检查后 2 小时就可以进食温凉流质食物,下一餐可以进食半流质或易消化软食,次日可改为正常饮食。注意观察有无腹胀、腹痛、黑便、呕血,若有上述症状,需及时到医院就诊。

◆ 肠镜检查

1. 检查前

①检查前需做乙肝表面抗原、心电图等相关检查。

②检查前 3 天停服铁剂药品,开始进食半流质或低渣食物,如鱼、蛋、牛奶、豆制品、粥、面条、面包、香蕉等;避免服用阿司匹林类药物或其他抗凝剂。

③检查当日早晨禁食,肠镜检查前 6 小时服用清肠剂聚乙二醇电解质制剂。服用方法为:用 2000mL 温水将药溶解,于 2 小时内喝完,并来回走动,轻揉腹部,以加快排泄速度。

2. 检查后

①初期因空气积聚于大肠内,可能会感到腹胀不适,但数小时后症状会逐渐消失。如腹胀明显,应告知医护人员。

②如无特殊情况,可进食普通饮食或根据医嘱进食。如出现持续性腹痛、大便带血及出血量多的情况,应及时告知医护人员,以免发生意外。

③取活检或息肉电切除术后应绝对卧床休息,3 日内勿剧烈活动,不做钡餐和灌肠检查。

◆ 支气管镜检查

1. 检查前

①和医生积极沟通,明确检查目的,消除顾虑,主动配合检查。

②检查前做必要的体格检查。

③做胸片或胸部 CT 检查,明确病变的位置。

④做出、凝血检查和血小板计数、心电图检查;必要时还需进行血气分析,做肺功能检查以了解心肺功能状态。

⑤术前需禁食 4—6 小时,长期服用高血压或抗心律失常药物者,术前仍需照常服用。

2. 检查后

①一般术后 2 小时才可进食、饮水,以免因咽喉仍处于麻醉状态而导致误吸。

②检查结束后最好有家属陪同,纤维支气管镜检查后可能会出现痰中带血甚至咯血、发热等症状,一般能自行缓解,若症状持续存在或出现胸闷、呼吸困难等情况,需及时和医生联系就诊。

◆ 肺功能检查

1. 检查前

①做肺功能检查前最好停用所有含抗组胺成分的药物(包括止咳药、止喘药、感冒药、其他中成药)及各种解痉药物(如 β_2 受体激动剂、茶碱类药物)48 小时。

②做肺功能检查不需要空腹,而且建议大多数患者要吃饱饭,因为做肺功能检查时需要用力,若患者太虚弱,吹气吹不动,会影响检查结果。

2. 检查时

①检查时通常会将患者的鼻子夹住,让其用嘴呼吸。

②患者应尽可能闭紧嘴巴,保证在测试过程中不会漏气。

③患者应尽可能按医生的口令及时做出呼气和吸气的动作。

④患者需按医生的要求尽最大能力吸气和呼气,不要保留自己的力量。

医院膳食指导

医院膳食,分为基本膳食、治疗膳食、诊断和代谢膳食、肠内营养膳食等。营养医师会根据人体的营养需要和各种疾病的治疗要求制订营养治疗方案,并定期进行评价,监测营养治疗的效果。

※ 基本膳食

◆ 普食

①主要特点:与健康人饮食基本相似,每日供应早、午、晚三餐,每两餐间隔4—6 小时。

②适用范围:适用于消化吸收机能正常的无发热者、疾病恢复期病人等。

③注意事项:每日供给的营养素应达到我国成年人推荐供给量要求,蛋白质 55—80g,总热能 1800—2600kcal,膳食配制应以均衡营养为原则。每日供给的食物品种不少于五大类,保持色、香、味、形俱全,以增进食欲。

◆ 软食

①主要特点:为半流质至普通饮食的过渡膳食,每日供应三餐。

②适用范围:适用于低热、消化不良、手术恢复期、溃疡期有咀嚼障碍者,老年病人。

③注意事项:肉、鸡、蔬菜等食物皆应切小制软。选择无刺激性易消化的食

物,常见的食物有软饭、粥、馒头、烂饭、面条、饺子、馄饨、包子、切碎煮熟的菜等。每日供给的营养素应达到或接近我国成年人推荐供给量,三大营养素供给同普通饮食。免用油炸的烹调方法,不用强烈刺激性调味品。选用含粗纤维少的食物。

◆ 半流质饮食

①主要特点:为流质至软食或普通饮食的过渡膳食。每日供给 5—6 餐。全日蛋白质 45—60g,总热能 1400—1800kcal。

②适用范围:适用于发热、消化道疾病、手术后、咀嚼不便患者。

③注意事项:采用无刺激性的半固体食物,各种食物皆应细、软碎、易咀嚼、易消化,少粗纤维。少量多餐,每日 5—6 餐。常见的半流质饮食有粥、汤面、馄饨、肉末、蒸蛋、豆腐、蔬菜泥等。禁食油脂或油煎炸及粗纤维食物以及辛辣调味品等。

◆ 流质饮食

①主要特点:为液体状食物,热能低,所供营养素不足,只能短期(1—2 天)食用。如需较长期进食流质,则应改用肠内营养膳食。

②适用范围:适用于急性感染、高热、大手术后、急性消化道炎症、咀嚼、吞咽困难者,重危病人。

③注意事项:所用食物皆需制成液体或入口即能化成液体,易吞咽,易消化,无刺激性,避免过咸或过甜。根据病情不同,调整流质内容,如腹部手术后免用胀气的食物,口腔手术后用厚流质,咽喉部手术后用冷流质。少量多餐,需每 2—3 小时进食一次,每日 5—6 次,每次 200—250mL,每日总热能 800—1000kcal,蛋白质 30—40g,脂肪占总热能的 20%—25%。常见的流质食物有乳类、豆浆、米汤、菜汁、果汁等。

※ 治疗膳食

高蛋白饮食

①主要特点：以提高每日膳食中的蛋白质含量。以公斤体重计，每日每公斤标准体重 1.2—2g，其中优质蛋白要占 50% 以上。

②适用范围：适用于营养不良，手术前后，大面积烧伤，创伤，高热、甲亢等疾病患者，以及贫血、结核病患者。

③注意事项：在供给充足热能的基础上，增加膳食中的蛋白质，每日总量要在 80—110g 之间，其中蛋、奶、鱼、肉等优质蛋白质占 1/2—2/3。患者若食欲良好，可在正餐中增加蛋、奶等优质蛋白质丰富的食物；患者若食欲欠佳，可采用含 40%—90% 蛋白质的高蛋白配方制剂，如酪蛋白、大豆分离蛋白制品。

低蛋白饮食

①主要特点：每日膳食中的蛋白质总量控制在 20—40g 之间。

②适用范围：适用于急性肾炎、慢性肾功能衰竭、肝昏迷前期患者。

③注意事项：视患者肝功能、肾功能情况，确定每日膳食中的蛋白质量。每日膳食中的热能应充足供给，鼓励多食碳水化合物，必要时可采用纯淀粉及水果以增加能量。肾功能不良者在蛋白质定量范围内选用优质蛋白质，如鸡蛋、牛奶、鱼，适量采用麦淀粉来代替部分主食。肝功能衰竭患者应选用含高支链氨基酸、低芳香族氨基酸食物，如以豆类蛋白为主的食物。维生素、无机盐等营养素应充分供给。忌用刺激性的调味品，除规定数量外，免用其他蛋白质含量丰富的食物。

低盐饮食

①主要特点：控制食盐量，全日膳食总含盐量在 3g 以内。

②适用范围：适用于高血压、心力衰竭、腹水、急性肾炎及其他各种原因引

起的水潴留患者。

③注意事项：食盐量以克为单位计算，每日膳食中的含盐量限制在 3g 以内。根据具体病情确定每日膳食中的食盐量，如水肿明显者 1g/d，高血压患者 3g/d。忌用一切盐腌食物、含盐量不明的含盐食物和调味品。

❤ 无盐饮食

①主要特点：在烹调加工过程中免加食盐、酱油和其他钠盐调味品，全日膳食总含钠量在 1000mg 以下。

②适用范围：同低盐饮食但症状较重者。

③注意事项：一般只能短期食用。食用期间观察患者血钠情况，以防止出现低钠血症。在膳食配制过程中禁用食盐和高盐调味品，免用盐腌食品，如咸蛋、咸肉、火腿、咸菜、腐乳、腊肉等。必要时可用酱油代替食盐。

❤ 低脂饮食

①主要特点：每日膳食中的脂肪总量（包括食物本身脂肪含量及烹调用油中的脂肪含量）控制在 40g 以下。

②适用范围：适用于急、慢性肝炎，肝硬化，胆囊疾病，慢性胰腺炎，高脂血症，冠心病，高血压，肥胖，腹泻等患者。

③注意事项：食物配制以清淡为原则。高脂血症、高血压、冠心病患者要定期计算膳食的脂肪总量，并将其控制在规定范围内。脂肪提供的能量不超过膳食总能量的 30%，其中饱和脂肪酸供能不超过总能量的 10%—15%。

烹调方法以蒸、煮、炖、烩为主。奶制品应选用低脂或脱脂奶。忌食含脂肪高的食物，如肥肉、奶油，免用油酥或奶油点心，免用油炸的食物，限量使用烹调用油。

◆ 低胆固醇饮食

①主要特点：每日膳食中的胆固醇含量控制在 300mg 以下。

②适用范围：适用于高胆固醇血症、冠心病、胆结石、高脂血症患者。

③注意事项：在低脂肪膳食的基础上，限用胆固醇高的食物。多食用香菇、木耳、豆制品、橄榄菜等有助于降血脂的食物。适当控制总热能，防止能量摄入过高。适当增加膳食纤维的含量，有利于降低血胆固醇。忌用肥肉、猪牛羊油，忌用或少用蛋黄、猪脑、动物肝肾等内脏以及鱼子、蟹黄、目鱼等胆固醇含量高的食物。

◆ 少渣饮食

①主要特点：限制膳食中的粗纤维，减少膳食纤维的总量，一日膳食纤维总量小于 4g。

②适用范围：适用于结肠过敏、腹泻、肠炎恢复期、伤寒、肛门肿瘤、咽喉部及消化道手术患者等。

③注意事项：所有食物均需切小块状，蔬菜去粗纤维后制成泥状，同时给以低脂膳食。主食宜用白米、白面等细粮。避免大块肉类和油脂含量高的食物，不用含粗纤维的蔬菜，如芹菜、豆芽、豆苗、韭菜等。忌用刺激性调味品。

◆ 高纤维饮食

①主要特点：增加膳食中膳食纤维，一日膳食中的膳食纤维总量应不低于 25g。

②适用范围：适用于便秘、肛门手术后恢复期、心血管疾病、糖尿病、肥胖病患者。

③注意事项：在普通饮食基础上，增加含粗纤维的食物，如韭菜、芹菜、豆芽，粗粮、麦麸等，鼓励病人多饮水。如在膳食中增加膳食纤维有困难，也可在条件许可下采用膳食纤维配方。少用精细食物，一般食物均可选用，不用辛辣调味品。

◆ 高热能饮食

①主要特点：每日供给的热能在 2400kcal 以上。

②适用范围：适用于体重过低、贫血、结核病、伤寒、甲亢、恢复期病人。

③注意事项：在均衡的原则下，鼓励患者增加食物量。尽可能配制容易引起患者食欲的菜肴。除正常膳食餐外，可另行配制热能高的食物或以加餐的方法提高热能的供给量。对胃纳欠佳者，可用部分配方营养剂来增加总的热能和相关营养素的摄入量。

◆ 忌碘饮食

①主要特点：每日碘摄入量不超过 50ug。

②适用范围：甲亢及碘测定患者。

③注意事项：避免或少吃含碘丰富的食物，如海产品。烹调不用加碘盐。

◆ 糖尿病饮食

①主要特点：膳食治疗是糖尿病最基本的有效治疗措施之一，通过饮食控制和调节，轻型糖尿病患者症状可明显减轻，中重型患者同时加用药物治疗有益病情稳定，可减轻和预防并发症的发生，并能保护胰岛 β 细胞，控制血糖、尿糖和血脂，使之接近或达到正常值，以减缓心血管并发症的发生与发展。

②适应范围：各种类型的糖尿病患者。

③注意事项：烹调时不可加糖，葱、姜可适量加。禁食葡萄糖、蔗糖、麦芽糖、蜂蜜、甜点心等纯糖食品。土豆、红薯、芋艿、粉丝等原则上不吃，水果慎吃。若需食用含碳水化合物高的食物，应减少主食，达到与等量碳水化合物交换。不要随意加量，若患者饥饿，可在营养医师指导下，添加含热能低、体积大的食物，如青菜、白菜、黄瓜、西红柿、冬瓜等。

❤ 低嘌呤饮食

①主要特点：限制膳食中嘌呤的摄入，减少外源性的核蛋白，降低血清尿酸的水平。多饮水，多食碱性食品，可增加尿酸排出，促使尿液呈碱性反应。

②适用范围：适用于痛风、高尿酸血症、尿酸性结石患者。

③注意事项：每日嘌呤摄入控制在 150mg 以下。

※ 诊断和代谢膳食

❤ 隐血试验检查饮食上应注意什么？

①主要特点：试验期 3 天，该试验膳食能测定粪便中含少量的血液，可根据颜色的深浅来判断隐血含量。

②适用范围：各种原因引起的消化道出血、胃癌、消化性溃疡、伤寒、原因不明的贫血等患者。

③注意事项：可食牛奶、鸡蛋清、去皮土豆、花菜、白萝卜、冬瓜、豆腐、豆腐干、素鸡、百叶、油豆腐、面筋、粉皮、粉丝、芋艿、山药、胡萝卜、大白菜、米、面、馒头等。忌食动物血、肉类、禽类、鱼类、蛋黄、绿叶蔬菜等含铁丰富的食物及药物。

❤ 胆囊造影检查饮食上应注意什么？

①主要特点：试验期 2 天，造影前一天午餐进高脂肪膳食，前一天晚餐进无脂肪纯碳水化合物膳食。晚 8 时服碘造影剂，服药后禁饮水，禁食一切食物，检查日早晨禁食。造影中按指定时间进食高脂肪餐。

②适用范围：适用于慢性胆囊炎、胆石症、疑有胆囊疾病者，检查胆囊及胆管功能。

③注意事项：高脂肪餐指膳食中脂肪含量不得少于 30g，可选食牛奶、鸡蛋、肥肉、乳酪、特制巧克力糖、脂肪乳化剂等。目前常用油煎鸡蛋 2 个，烹调油 20g，或用脂肪乳剂冲服。纯碳水化合物膳食即少纤维无油膳食，除主食外，一

般不再添加烹调油和含蛋白质的食物。可食果酱、面包、大米粥、红枣粥、藕粉、米饭、馒头、糖包子等。

💠 内生肌酐试验检查饮食上应注意什么？

①主要特点：试验期为 3 天，前 2 天是准备期，最后 1 天为试验期，试验期间均食无肌酐膳食。

②适用范围：适用于肾盂肾炎、肾小球肾炎、尿毒症、重症肌无力等各种疾病伴有肾功能损害者。

③注意事项：低蛋白膳食 3 天，全日蛋白质供给量小于 40g；在限制蛋白质范围内，可食牛奶、鸡蛋。主食也应适当限制（主食小于 300g/d），还可食蔬菜、水果及植物油等。膳食中含钙量 500—700mg/d，含磷量 500—700mg/d；烹调用水及饮水均用蒸馏水。若热能不足或有饥饿感可添加藕粉及果汁等。试验期禁食肉类、鱼类等，试验当日忌饮茶和咖啡，停用利尿剂，并避免剧烈运动。

💠 钾钠定量试验检查饮食上应注意什么？

①主要特点：膳食要求分三个阶段，第一阶段为钾、钠衡定期，代谢期 5—7 天，膳食中钾含量 1950—2340mg/d，钠含量 3450—3680mg/d，第二阶段为高钾低钠期，代谢期 3 天，膳食中钾含量 3900mg/d，钠含量 230—460mg/d；第三阶段为高钠期，代谢期 5—7 天，膳食中钠含量 5520mg/d。

②适用范围：适用于诊断原发性醛固酮增多症。

③注意事项：每阶段均要按规定的钾钠要求配制，食盐要称重，按代谢膳食要求烹调，第一阶段为钾、钠衡定期（与螺旋内酯代谢膳食相同），第二阶段为高钾低钠期，烹调时原则上不加盐。宜选食含钠低的食物，如面粉、土豆、花菜、瘦肉等，品种需多样化，如炒面条、煎馄饨、烙饼、煎饺、蒸饺等，以增进食欲。第三阶段为高钠期，此期因不需限食盐，患者易于接受。

※ 肠内营养膳食

◆ 管饲匀浆膳食

①主要特点：匀浆膳食是一种根据病情配制成的糊状、浓流质平衡膳食，可经鼻饲、胃或空肠置管滴入或灌注的方式给予，是一种经肠营养剂。

②适用范围：不能自行经口进食及昏迷病人、手术前后营养不良、食欲低下但有一定消化吸收功能者，以及脑出血、偏瘫、重症肌无力等患者。

③注意事项：长期使用混合奶患者应维持机体代谢的营养需要，应定期检测血脂、血糖以及胃液酸碱度。注意温度宜保持在 37—40℃，速度宜缓慢。每次 200—300mL，全日 6—8 餐。经空肠置管补充营养在食品选择时必须注意营养素齐全，容易消化吸收，残渣少，低脂肪，含乳糖少。避免高渗营养液，食物内容不宜变动太大，浓度和剂量逐渐增加，滴速不宜过快，温度宜在 40—42℃。

PART 3 第3章

心血管内科常见疾病教育

XINXUEGUAN NEIKE CHANGJIAN

JIBING JIAOYU

高血压病

高血压病是一种常见的以动脉血压升高为主要表现的疾病，分为原发性、继发性两种，大多数为原发性高血压。就成年人来说，在不同日三次测量血压，若收缩压 ≥ 140mmHg 和（或）舒张压 ≥ 90mmHg 即可诊断为高血压病。

◆ 引起高血压病的高危因素有哪些？

①钠盐摄入过多与高血压病的发生和水平呈正相关。

②超重和肥胖是血压升高的重要危险因素。

③长期精神紧张、焦虑或处于噪声环境下可引起血压升高。

④高血压病与年龄、遗传有关。

◆ 高血压病的自觉症状有哪些？会导致怎样的严重后果？

大部分患者早期可无症状，常在体检时发现血压升高。小部分患者有头痛、头晕、疲劳、心悸、耳鸣等症状。

血压持续升高，若不及时治疗，可以导致心、脑、肾脏及眼底等血管病变，一旦血管破裂或阻塞就会发生中风。

◆ 高血压病患者如何进行自我保健？

①首先应认识高血压的危害性、控制血压的重要性和终身治疗的必要性。

②重视自我血压监测。掌握正确测量血压的方法，测量血压时，应当做到

定体位、定部位、定血压计。

③纠正不良饮食习惯和嗜好。

a. 限制钠盐摄入,建议每人每日食盐量不超过 5g(与啤酒盖齐平为 5g)。

b. 少吃含钠盐较多的食物,如咸鱼、咸蟹、虾酱、咸菜、咸笋、榨菜、腐乳、火腿等。

c. 减少动物脂肪的摄入,少吃肥肉和动物内脏,补充适量蛋白质。多吃新鲜蔬菜和水果及含丰富粗纤维的食物。

d. 戒烟限酒,最好不饮酒,若有饮酒习惯者,应减少酒量。

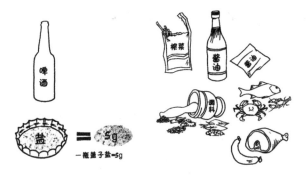

④控制体重。肥胖患者,应限制总热量的摄入,适当运动,以减轻体重,保持理想体重和体重指数。

理想体重(kg)= 身高(cm)-105。

体重指数(BMI)= 体重 / 身高的平方 , 单位为 kg/m^2。正常成年人,体重指数应维持在 18.5—24.9kg/m^2。

体重指数 <18.5kg/m^2,为体重过轻;体重指数 ≥ 25kg/m^2,为体重超重;体重指数在 25—29.9kg/m^2, 为肥胖前期;体重指数在 30—34.9kg/m^2, 为 Ⅰ 度肥胖;体重指数在 35—39.9kg/m^2,为 Ⅱ 度肥胖;体重指数 ≥ 40kg/m^2,为Ⅲ度肥胖。

⑤坚持规律运动。成年人在一周内至少保证 150 分钟中等强度的室外活动,注意根据个体差异,量力而行。运动的最佳形式是有氧运动,如步行、慢跑、游泳、骑车、爬山等。不建议过早晨练,冬日锻炼时要注意保暖。

⑥平时要保持乐观的心态,注意情绪的调节。

⑦高血压病患者应遵照医嘱，按时服药，尽可能在每日相同的时间内服药，若忘记服药，应尽快补服，如果当时已接近下一次服药时间，就无须补服，忌服双倍的药量。听从医生的指导，根据身体的实际情况、季节变化做出调整，确保用药安全。切勿自行减量或停药，勿随意更换降压药物，否则会出现难以预料的危险。

⑧高血压病患者应每周检测三次以上血压，每月由家庭医生检测一次。根据血压情况决定复诊时间。定期监测血脂、血糖变化。长期高血压病患者可伴有肾功能减退，应当定期进行尿常规、肾功能检查。

⑨突发血压升高时，应当全身放松，保持情绪稳定，静卧休息，立即拨打120或联系家庭医生，情况未明下不建议自我服用降压药物。

❯ 相关知识

— 高血压的常用药物治疗及不良反应 —

①利尿剂：有氢氯噻嗪、螺内酯、吲达帕胺片等。非紧急情况下，利尿剂口服以早晨或日间为宜，避免夜间排尿过频而影响休息。

②受体阻滞剂：有美托洛尔、比索洛尔、拉贝洛尔、卡维地洛等。注意监测心率和血压，当患者心率低于50次/分或低血压时，应暂停服用。

③血管紧张素转换酶抑制剂：有贝那普利、依那普利等。部分病人服用此类药有干咳等副作用，若患者不能耐受咳嗽时，应停止用药，可选用血管紧张素Ⅱ受体拮抗剂替代。

④钙离子拮抗剂：有非洛地平、氨氯地平等。常见不良反应有头痛、面部潮红、下肢水肿、心动过速等。首次用药期间需监测血压，避免体位的突然改变。

⑤血管紧张素受体阻滞剂：有缬沙坦、氯沙坦、厄贝沙坦等。常见不良反应有头晕、皮疹、腹泻等。

冠心病

冠状动脉粥样硬化性心脏病，简称冠心病，是指冠状动脉粥样硬化使血管腔狭窄、阻塞或因冠状动脉功能性改变（痉挛）导致心肌缺血缺氧或坏死而引起的心脏病。冠心病可分为心绞痛、心肌梗死、心力衰竭、心律失常、猝死等。

◆ 冠心病有怎样的严重后果？

心脏病越来越普遍，在过去二十年间，因心脏病致死的人数增加两倍多，现在心脏病是仅次于癌症的第二杀手。在各类心脏病中，冠心病的死亡人数远超其他心脏病，其中约 60% 猝死（未及时送到医院），5%—10% 在医院死亡，还有 30% 因慢性心功能衰竭而死亡。

◆ 冠心病的高危因素有哪些？

基本的病因是冠状动脉粥样硬化，其危险因素包括：

①年龄、性别、遗传。多见于 40 岁以上人群，男性更多见，有心血管疾病家族史。

②血脂异常。其中最重要的危险因素是总胆固醇、低密度脂蛋白高于正常标准。

③高血压病。高血压病病人患冠心病概率比血压正常者高 3—4 倍。

④吸烟。吸烟者比不吸烟者发病率和病死率高 2—6 倍，被动吸烟也是危险因素。

⑤糖尿病和糖耐量异常。糖尿病病人患冠心病风险增加 2—5 倍。

◆ 冠心病发作的临床表现有哪些?

以发作性胸闷、胸痛为主要临床表现,典型胸闷、胸痛特点为:

①部位。主要在胸骨体中上段之后,或心前区,界限不清楚,常放射至左肩、左臂尺侧到无名指和小指,偶有至颈部、咽部或下颌部。

②性质。胸痛常为压榨样,有憋闷感,也可有烧灼感,偶伴濒死感。

③持续时间。疼痛出现后常逐渐加重,持续 3—5 分钟,休息或含服硝酸甘油可缓解。

◆ 冠心病的诊断依据和常见检查有哪些?

冠心病的诊断主要依赖典型的发作性胸痛为主的临床症状,再结合辅助检查发现心肌缺血或冠脉阻塞的依据,以及根据心肌损伤标志物判定是否有心肌坏死。

最常用的检查方法包括无创性检查和有创性检查。无创性检查有心电图、心脏超声、冠状动脉 CT、心脏负荷试验、磁共振成像、冠状动脉造影等。有创性检查有冠状动脉造影和血管内超声等。但是冠状动脉造影正常不能完全排除冠心病。

◆ 目前治疗冠心病有哪些方法?

①经皮冠状动脉介入术(简称 PCI)是指使用特制的心导管,经股动脉或桡动脉送至主动脉根部,分别插入左、右冠状动脉口,注入少量造影剂,显示左、右冠状动脉及其分支。通过冠状动脉造影术,明确病变血管,再经导管通过各种方法扩张狭窄的冠状动脉,必要时植入支架,从而达到解除狭窄,改善心肌供血。

②外科搭桥术。不适合介入的患者可能需要外科手术。

③溶栓治疗。急性心肌梗死患者,在 12 小时内可行溶栓治疗,但发病 1 小时内疗效最佳。血管开通率低于介入,出血风险相对较高。溶栓未开通血管者仍需要挽救性介入治疗。

❤ 如何预防冠心病?

①控制进食总热量,适当运动,以维持正常体重,40 岁以上者尤其应注意肥胖。

②超过正常标准体重者,减少每日进食的总热量,食用低脂(脂肪摄入不超过总热量的 30%,其中动物性脂肪不超过 10%)、低胆固醇饮食。提倡饮食清淡,多食富含维生素 C(如新鲜蔬菜、瓜果)和植物蛋白(如豆类及其制品)的食物。尽量食用橄榄油、花生油、菜籽油等。

③年过 40 岁者即使血脂无异常,也应避免食用过多的动物性脂肪和含胆固醇较高的食物,如肥肉、蛋黄、蟹黄、鱼子、奶油及其制品等。宜进食低胆固醇食物,如鱼、瘦肉、蛋白、豆制品等。

④戒烟限酒。

◗ 相关知识

一　心绞痛与心肌梗死的区别 一

①心绞痛是指冠状动脉供血不足,心肌急剧的、暂时的缺血缺氧所引起的临床综合征。主要表现为胸骨后压榨样疼痛,可放射至心前区和左上肢,持续数分钟,多为 3—5 分钟,很少超过 30 分钟,休息或含服硝酸甘油可缓解。过度劳累、情绪激动、饱食、寒冷、上楼、爬坡及吸烟、酗酒等为诱发因素。

②心肌梗死是指在冠状动脉病变的基础上,发生冠状动脉供血急剧减少或中断,使相应心肌严重而持久缺血,导致心肌坏死的疾病。主要表现为持续性胸骨后或心前区剧烈疼痛超过 30 分钟,常伴有大汗、烦躁不安、恐惧及濒死感,休息或含服硝酸甘油无效。少数患者胸痛症状不明显,部分患者疼痛放射至下颌、颈部、上腹部和背部,表现为牙痛、胃痛。

⑤已确诊有冠状动脉粥样硬化者，避免暴饮暴食，以免诱发心绞痛或心肌梗死。合并有高血压或心力衰竭者，应同时限制钠盐。

◆ **冠心病患者应注意哪些事项？**

①适当活动。患者应进行运动负荷测试以评估运动耐力，根据测试情况决定运动强度及运动方式。初期以有氧运动为主，如步行、慢跑、游泳、打羽毛球、打太极拳等。初始运动 20 分钟 / 次，包括 5 分钟左右的热身和整理运动，适应后可延长至每次 30 —40 分钟，运动频率为 3—5 天 / 周，1—2 次 / 天。若运动时出现胸痛、心悸、气喘、头晕、恶心、呕吐等不适，应立即停止运动。建议冠心

> **⊙ 相关知识**

— 什么是冠脉介入治疗 —

介入治疗就是医生在专门的导管室内，通过微创技术，利用特制的导管、导丝、球囊、支架等医疗工具，打通因心肌梗死堵塞的心脏血管，使心肌恢复正常的血液供应和生理功能。

— 冠脉介入治疗安全吗 —

①冠脉介入治疗开展多年，已非常成熟，手术成功率高，各种并发症的发生率低，严重并发症发生率低于 1%。

②介入治疗作为有创的诊断和治疗手段，还是有一定的风险，每个患者的身体状况不同，病情变化也不同，存在难以预料的因素，术中医师会随时处理相关问题。但是，术前仍要充分了解手术风险和并发症，做到知情同意。

病患者初期运动在院内指导下进行。

②遵照医嘱按时服药，不能擅自停药或更换药物。外出时，随身携带硝酸甘油或硝酸异山梨酯片以备急需。硝酸甘油见光易分解，应放在棕色瓶内存放于干燥处，以免潮解失效。药瓶开封后每 6 个月更换一次，以确保疗效。服用他汀类药物，应定期监测肝功能及肌酸激酶等生化指标。抗血小板药物，如阿司匹林肠溶片，只要没有禁忌症，应终身服用，有效剂量是每天 75—325mg，不良反应主要是出血和对胃肠道有刺激。服药过程中，如有牙龈出血或近期无故出现皮下瘀斑，应及时到医院就诊。

③保持心情愉快，缓解工作压力，及时调整心态。

④避免过度劳累、饱餐、用力排便、寒冷刺激等。

⑤定期心内科门诊随访，复查心电图、血压、血糖、肝功能等。

⑥胸痛发作时应立即停止活动并舌下含救心丸等急救药品，若 5 分钟内不缓解，或心绞痛发作比以往频繁、程度加重、疼痛时间延长，应立即到医院就诊或呼叫 120。

充血性心力衰竭

充血性心力衰竭是由各种原因引起的心肌收缩或舒张功能减退使心脏排血量不能满足机体需要而出现的临床综合征。

◆ 引起充血性心力衰竭的诱因有哪些？

①感染，特别是呼吸道感染。

②严重心律失常,特别是房颤、完全性房室传导阻滞。

③心脏负担加重,如过度疲劳,情绪紧张,钠盐摄入过多,输液过多、过快。

④妊娠和分娩。

⑤药物影响,如洋地黄用量不足或中毒。某些抑制心肌收缩药物的应用,如心得安。

⑥其他因素,如饱餐、用力排便等。

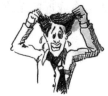
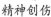
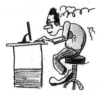
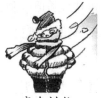

精神创伤　　　　过度劳累　　　　寒冷刺激　　　　情绪变化

◆ 充血性心力衰竭的主要表现有哪些?

主要表现为呼吸困难、发绀、乏力、腹部饱胀、肝肿大、下肢或身体下垂部位水肿等。

◆ 预防充血性心力衰竭应注意什么?

①进食低热量、清淡、易消化食物。少食多餐,每日 5—6 餐,尤其要注意晚餐不能过饱,避免夜间心力衰竭加重。

②严格限制食盐量,每日低于 6g 为宜。适当控制饮水,以每日 1500—2000mL 为宜。

③适当安排活动,如步行、骑自行车、打太极拳等有氧运动;利用弹力带进行肌力训练和抗阻训练。建议来医院进行运动评估以指导运动,初期运动可考虑在医疗监护下进行,以后随运动耐量的增加而逐渐延长运动时间及增强运动强度。注意在增加运动强度前应先增加运动时间。

④学会监测脉搏,了解有效控制心力衰竭的指标,如尿量增多、浮肿消失、呼吸困难好转等。

◆ 充血性心力衰竭患者应注意什么？

①积极治疗原发病，避免各种诱发因素，如感染，尤其是呼吸道感染，避免过度劳累、情绪激动、输液过多或过快等。

②育龄妇女必须征询医师是否可以妊娠及自然分娩。

③长期卧床患者应加强皮肤护理，预防压疮发生。病情稳定后，鼓励患者做下肢自主活动或下床行走，避免深静脉血栓形成。

④长期服用地高辛的患者，应严格按医嘱服药，必须在每日同时间服药，以免疗效不满意或产生蓄积中毒，并自我监测，建立记录表，记录脉率、尿量、体重等变化。如出现脉率（心房颤动患者应按心率计）由慢增至 120 次 / 分以上或少于 60 次 / 分、尿量减少、体重增加等异常时，应及时通知医生。同时应定期门诊复查心电图及地高辛浓度、电解质及肌酐等检验项目。

⑤重度心衰患者应每日监测体重，以尽早发现液体潴留，及时治疗，避免心衰加重。

⑥患者在家里突然出现严重呼吸困难、频繁咳嗽、难以平卧等症状时，应立即停止所有活动，双下肢下垂。家属迅速送其至附近医院急救，以免发生危险。

心律失常

心律失常是指心脏冲动的频率、节律、起源部位、传导速度或激动次序的异常。心律失常可见于各种器质性心脏病，其中以冠心病、心肌病、心肌炎和风湿性心脏病为多见。

◆ 心律失常的临床表现有哪些？

轻度的窦性心动过缓、窦性心律不齐、偶发的房性期前收缩、1 度房室传导阻滞等对血液动力学影响甚小，故无明显的临床表现。较严重的心律失常，如病窦综合征、快速心房颤动、阵发性室上性心动过速、持续性室性心动过速等，可引起心悸、胸闷、头晕、低血压、出汗，严重者可出现晕厥、阿－斯综合征，甚至猝死。由于心律失常的类型不同，临床表现也各异。

◆ 心律失常发作期应注意什么？

①心律失常发作频繁，并伴有头晕、晕厥或跌倒史的患者，应卧床休息。

②饮食以低盐、低脂、易消化、营养丰富为宜，少量多餐。多吃新鲜蔬菜及水果，避免喝浓茶、咖啡，戒烟限酒。

③遵照医嘱，按时服药。注意观察药物的不良反应。

◆ 治疗心律失常有哪几种介入手术？

①射频消融术。指通过心导管将射频电流引入心脏特定部位，部分阻断心肌传导系统，从而达到治疗各种顽固性心律失常的目的。

②植入人工心脏起搏器。主要用于治疗缓慢性心律失常。

③植入人工心脏除颤器。主要用于治疗恶性快速性心律失常。

◆ 心律失常患者在日常生活中应注意哪些事项？

①注意劳逸结合，生活要有规律，保证充足的休息和睡眠。

②无器质性心脏病患者，鼓励正常工作和生活，建立健康的生活方式。器质性心脏病患者，根据心功能情况，在医生指导下选择合适的活动方式，一般以打太极拳、慢跑、步行等为主，每周 3—5 次，每次 30 分钟为宜。

③遵照医嘱，按时服药。不可擅自更改或停用药物。外出时须携带急救

盒,存放硝酸甘油、麝香保心丸等药品,以备急用。

④保持乐观、稳定的情绪,避免精神紧张。

⑤自我检测脉搏。食指、中指、无名指 3 指并拢,以指腹轻轻按压所触之脉搏,以能清楚触到脉搏为宜。每日检测至少 1 次,每次 1 分钟以上。

⑥心动过缓患者,避免排便时过度屏气,以免兴奋迷走神经而加重心动过缓。

◎ 相关知识

一　心律失常常用药物治疗及不良反应　一

①钠通道阻滞剂:主要有普罗帕酮,常见不良反应有恶心、呕吐、头痛、窦性停搏、房室传导阻滞等。嘱患者应注意宜饭后服用,应学会自测脉搏,服药期间勿驾驶、高空操作。

② β 受体阻滞剂:主要有美托洛尔(倍他乐克)、比索洛尔等,可减慢心率,降低血压,减低心肌收缩力和耗氧量,缓解心绞痛的发作。不良反应有心动过缓、窦性停搏、房室传导阻滞、乏力、胃肠道不适及停药综合征等。注意不要突然停药。

③动作电位延长药物:常用的有胺碘酮等,此类药可延长复极过程,不良反应有转氨酶升高、角膜色素沉着、心动过缓,最严重的不良反应是肺纤维化,患者表现为咳嗽、气促、肺间质纤维浸润,肺弥散功能变弱,停药后多数可逆。最常见的不良反应是甲状腺毒性,多见于长期用药者,其中甲减比甲亢多 2—4 倍,一般停药 2—3 个月后可恢复。注意定期复查肝功能及甲状腺功能,按医嘱服药,逐渐减量。

④钙内流阻滞剂:主要有维拉帕米等,常见不良反应有低血压、心动过缓、房室传导阻滞、心力衰竭等。应学会自测脉搏,服药初期尽量避免驾驶、高空操作等。

⑦定期门诊复查。若心律失常发作，出现胸闷、心悸、头晕等不适时，立即采取高枕卧位、半卧位或其他舒适体位，尽量避免左侧卧位，因为左侧卧位时，病人常能感觉到心脏搏动而不适感加重，并及时到附近医院诊治。

风湿性心脏瓣膜病

风湿性心脏瓣膜病是风湿性炎症过程所致瓣膜损害，简称风心病。可能与上呼吸道链球菌感染和自身免疫功能异常等相关。

◆ 风湿性心脏瓣膜病有哪些临床表现？

由于受损的心瓣膜不同临床表现有所不同，最常见的症状为呼吸困难、咯血（二尖瓣狭窄）、心绞痛（主动脉瓣病变）、晕厥（主动脉瓣狭窄）、乏力、心悸等。常见的并发症有心力衰竭、心律失常、栓塞和感染性心内膜炎等。

◆ 风湿性心脏瓣膜病的治疗方法有哪些？

①经皮球囊瓣膜成形术。将带球囊的心导管插入心脏，通过充气扩张球囊，分裂狭窄的瓣膜。目前应用于单纯的二尖瓣狭窄或肺动脉瓣狭窄患者。这种治疗较外科手术创伤小、恢复快、危险性低和费用少。

②经皮人工瓣膜置换术。将带人工瓣膜的心导管送至狭窄的瓣膜口释放，以替代病变瓣膜的功能。目前应用于无法进行外科置换术的主动脉瓣病变的患者。

③外科人工瓣膜置换术。对瓣膜严重病变，特别是多瓣膜病变，症状严重，内科治疗无效，又不适合介入治疗的患者，应酌情进行人工瓣膜置换术。

◆ 预防风湿性心脏瓣膜病需注意哪些事项?

①注意饮食。有心力衰竭者应选择低盐饮食,少食多餐,以减少心脏负担。多吃蔬菜、水果等粗纤维食物,促进肠蠕动,预防便秘。

②注意休息与活动。保证充足的睡眠。避免较重体力活动,体力活动的程度以活动后不出现胸闷、气短、心悸或休息数分钟后能缓解为限。房颤患者避免屏气和突然用力、剧烈咳嗽,以减少血栓脱落可能,预防栓塞。

③保持良好心态,避免精神刺激、情绪激动。

④避免寒冷和潮湿,预防呼吸道感染,积极防治急性扁桃体炎、咽喉炎等溶血性链球菌感染,以防疾病复发。

⑤若行口腔内手术、泌尿生殖系手术,要采用抗炎治疗并注意休息,以防细菌性心内膜炎。

⑥育龄妇女应积极避孕,如有生育要求应与心内科医生沟通并评估病情,避免怀孕加重病情。如已怀孕应及时去医院诊治,以决定是否终止妊娠。

⑦定期门诊随访,出现明显乏力、胸闷、心悸等症状,休息后不好转,或者出现腹胀、胃纳差、下肢水肿时应及时就诊。

心脏起搏器植入

◆ 什么是心脏起搏器?

心脏起搏器是由密封在盒子里的计算机芯片和一块体积小而寿命长的电池及电极组成,它可以通过模拟人的起搏系统发放电脉冲,使心脏跳动。通过手术将起搏器植入胸腔上部或腹腔的皮下，所产生的脉冲通过电极导线进行传送。

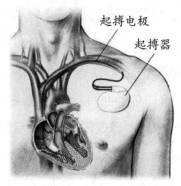

起搏电极

起搏器

💭 安装心脏起搏器的适应症有哪些？

①严重心跳过慢者，经常低于 40 次 / 分。

②心脏收缩无力者。

③心跳骤停者。

💭 心脏起搏器植入术后注意事项有哪些？

①术后 6 小时，切口处放沙袋压迫，防止血肿形成。

②卧床 24—48 小时，不能术侧卧位，一周内植入侧的手臂肘关节可正常活动，肩关节处避免突然剧烈地甩手、外展等活动。植入后的三个月内，植入侧的手臂避免剧烈活动。仅更换脉冲发生器而未更换电极导线者可不受限制，但应注意避免直接碰撞起搏器埋植位置。

💭 植入心脏起搏器患者出院后需要注意什么？

①生活要有规律，如果没有严重的器质性心脏病或其他疾病，可正常工作、学习、旅行。避免剧烈运动，术侧肢体应避免做用力过度、幅度过大的动作。衣服不可过紧，穿柔软的内衣，女性勿戴过紧胸罩。避免使用挂肩背包，避免撞击和摩擦。如果出现头晕、黑矇、胸闷、乏力、呃逆或感到异常发热等，及时到医院就诊。

②安装心脏起搏器一般只能解决"心率慢"的问题，并不是装了起搏器心脏

病就好了。虽然安置了起搏器,但还是需要同时服用针对病因治疗的药物。

③日常生活中,大多数家用电器,如微波炉、电视机、音响、吸尘器、电动剃须刀、卷发器、电热毯等,办公设备,如电脑、复印件、传真机、电话座机等都可以正常使用。不要将手机放在植入起搏器侧的上衣口袋,接打电话时使用植入起搏器对侧耳朵。

④在医院进行任何医学检查前,请预先告知医护人员自己装有起搏器。通常禁止做核磁共振检查,但可行 X 线、CT、同位素和超声等检查。

⑤远离强磁场环境,如大型电机、高压设备、电弧焊接设备、电力传输场所、广播电视发射站等。不要进入有"起搏器患者禁入"警示标志的场所。身体不要接触商店的防盗门、机场的安检系统,但是正常通过没有问题。在通过机场等场所的安检门时可能会探测出起搏器,可告知检查人员或出示植入心脏起搏器的医疗证明。下雨有雷电时,尽量在屋内不要外出。

⑥植入三腔起搏器治疗心衰的患者,要坚持长期服用治疗心衰的药物,并定期到专科门诊随访,医生会根据心脏 B 超等检查优化起搏器工作状态。

⑦学会自测脉搏。监测脉搏应该保证每天在同一种身体状态下,如每天清晨醒来或静坐 20 分钟后。监测脉搏要持之以恒,尤其在安装初期及电池将耗竭时,初期探测脉搏可了解起搏情况,末期探测则可及早发现电池剩余能量。一般来说,如果连续一周以上,每天脉搏比以前慢,应及时就医。

⑧植入心脏起搏器的患者术后 1 个月、3 个月、半年及以后的每半年至 1 年到心血管专科随访,医生会检查起搏器的工作情况,并根据具体病情做出适当的调整。在接近起搏器使用寿命 3 个月至 6 个月时随访一次,确保安全。

⑨外出尽量随身携带起搏器植入卡,卡片上注明患者姓名、年龄、住址、疾病诊断以及安装起搏器的类型、型号、安装日期等,以免发生意外情况时能迅速有效处理。

⑩核磁共振兼容起搏器。行核磁共振检查前应去心血管专科沟通,进行起搏器调控后方可行检查,核磁共振检查完毕后去心血管专科再次调控检查并恢复各项参数。

PART 4 第4章

呼吸内科常见疾病教育

HUXI NEIKE CHANGJIAN JIBING
JIAOYU

急性上呼吸道感染

急性上呼吸道感染简称上感,是鼻腔、咽或喉部急性炎症的总称。

◆ 哪些因素会引起急性上呼吸道感染?

急性上呼吸道感染 70%—80% 由病毒引起,另有 20%—30% 由细菌引起。细菌感染可直接感染或继发于病毒感染之后。各种导致全身或呼吸道局部防御功能降低的原因,如受凉、淋雨、气候突变、过度疲劳等可使原已存在于上呼吸道的或从外界侵入的病毒或细菌迅速繁殖,从而诱发本病。老幼体弱、免疫功能低下或患有慢性呼吸道疾病的患者易感染。

◆ 上呼吸道感染是否会传染?

上呼吸道感染是最常见的传染病之一,多发于冬春季节,多为散发,可在气候突变时引起小规模流行。主要通过患者喷嚏和含有病毒的飞沫空气传播,或经污染的手和用具接触传播。

◆ 怎样区分急性上呼吸道感染是病毒还是细菌感染?

最简单的方法就是血常规加 CRP 检查,通常病毒性感染时,白细胞计数多为正常或偏低,淋巴细胞比例升高,CRP 升高不明显。而细菌感染时,白细胞计数常增多,有中性粒细胞增多或核左移现象,CRP 相对升高明显。

◆ 上呼吸道感染会不会引起其他疾病?

少数患者可以引起其他疾病,医学上称之为并发症,如急性鼻窦炎、中耳炎、气管－支气管炎、肺炎、风湿热、肾小球肾炎、病毒性心肌炎、脑炎等。

◆ 如何治疗急性上呼吸道感染?

①对症治疗

a.病情较重或年老体弱者应卧床休息,禁烟、多饮水,室内保持空气流通。

b.有发热、头痛、肌肉酸痛等症状者,可选用解热镇痛药,如复方阿司匹林、对乙酰氨基酚、吲哚美辛(消炎痛)等。咽痛可用各种喉片,如溶菌酶片、咽喉片。

c.鼻塞、鼻黏膜充血水肿时,可使用盐酸伪麻黄碱,也可用 1% 麻黄碱滴鼻。

d.频繁打喷嚏、流鼻涕时,可选用马来酸氯苯那敏或苯海拉明等抗组胺药。

e.对于咳嗽症状较明显者,可给予右美沙芬、喷托维林等镇咳药。

②病因治疗

a.抗菌药物治疗。单纯病毒感染无须使用抗菌药物,有细菌感染时,可酌情使用青霉素、第一代头孢菌素、大环内酯类或喹诺酮类。

b.抗病毒药物治疗。目前尚无特效抗病毒药物,因此无发热,免疫功能正

> ❯ **相关知识**

— 为什么感冒需要那么多的化验和检查,甚至还需要住院 —

那是因为得的可能不是"感冒",而是其他疾病,或者出现了并发症,所以医生需要进行鉴别诊断。部分急性上呼吸道感染可能是某些急性传染病的早期表现,或者症状与某些疾病类似,如过敏性鼻炎、急性气管－支气管炎、肺炎,这些疾病需要进一步检查或化验进行鉴别,甚至住院诊治。

常,发病不超过两天的患者一般无须使用。免疫缺陷患者可早期常规使用。广谱抗病毒药物利巴韦林和奥司他韦对流感病毒、副流感病毒和呼吸道合胞病毒等有较强的抑制作用,可缩短病程。

c.中医中药治疗。具有清热解毒和抗病毒作用的中药可选用,有助于改善症状,缩短病程,如小柴胡冲剂、板蓝根冲剂等。

◆ 急性上呼吸道感染的预后怎样?

本病病情与病毒毒力、自身免疫状况有关,多数患者病情较轻、病程短、为自限性疾病,预后良好。但极少数老幼体弱、基础疾病较多,尤其合并严重慢性肺部疾病者,如慢阻肺患者,可因严重并发症预后不良。

◎ 相关知识

— 治疗感冒的三大误区 —

①治疗感冒必须输液是错误的。很多患者只要一感冒发烧,到医院就要求输液治疗。普通感冒只要不脱水,原则上尽量使用口服药物,否则易产生诸如血管炎等并发症,大量液体还会对病人特别是老年病人的心脏造成损害,增加心脏负担,甚至引起心力衰竭。

②治疗感冒必须使用激素是错误的。激素的使用有严格的适应症和禁忌症,适当地使用有助于病情恢复,但长时间使用可能引起副作用,如引起肥胖(病理性)、骨质疏松、高血压、高血糖等。

③治疗感冒必须使用抗菌药物是错误的。上呼吸道感染大部分是由病毒引起的,而抗菌药物对病毒无能为力,容易引起病人体内正常菌群的失调、出现不良反应或过敏反应及使病菌产生耐药性等副作用。

◆ **怎样预防急性上呼吸道感染？**

①避免受凉、淋雨、过度疲劳；避免与感冒患者接触；避免脏手接触口、眼、鼻。年老体弱易感染者更应注意防护，上呼吸道感染流行时应戴口罩，避免在人多的公共场合出入。

②坚持适度有规律的户外运动，提高机体免疫力与耐寒能力是预防本病的主要方法。

③对于经常、反复发生本病以及老幼体弱免疫力低下的患者，可酌情应用免疫增强剂。目前除流感病毒外，尚没有针对其他病毒的疫苗。

支气管哮喘

支气管哮喘是一种以慢性气道炎症和气道高反应性为特征的异质性疾病，以反复发作的喘息、咳嗽、气促、胸闷为主要临床表现，常在夜间和（或）凌晨发作或加剧。呼吸道症状的具体表现形式和严重程度具有随时间而变化的特点，并常伴有可变的呼气气流受限。

哮喘—炎症支气管

正常　　　　　　　哮喘

🔶 诱发支气管哮喘的主要因素有哪些？

①过敏因素,如尘螨、霉菌、花粉、动物毛皮过敏等。

②外部因素,如病毒感染,冷空气、烟雾刺激,吸烟,阿司匹林等药物的使用。

③职业因素,如工作时接触某些化学品而产生"职业性哮喘"。

🔶 哮喘患者在日常生活中应注意哪些事项？

①防寒保暖。冬春季节,由于天气寒冷极易引起感冒、上呼吸道感染,从而导致哮喘发作,有哮喘病史的患者应格外注意防寒保暖。

②饮食应清淡且富有营养,不吃能引起哮喘发作的食物,少吃辛辣刺激食物。

③适宜的体能锻炼可以增强身体素质,改善心肺功能,促进血液循环和新陈代谢,增强免疫力,从而减少哮喘急性发作,防止病情进一步发展。因此,以运动为主的非药物治疗也是哮喘管理的重要组成。

④哮喘常因过敏原而发病,因此应注意诱发哮喘的因素。保持室内空气流通,避免灰尘飞扬,尽量不使用羽毛类衣被。最好不要饲养小动物,因为动物皮毛可诱发哮喘发作。哮喘患者外出活动时,尽量避开花草集中区域。

⑤有发作预兆应及时用药,避免哮喘急性发作。正确掌握吸入药物使用方法。

⑥外出时随身携带吸入药物以备急救治疗。哮喘急救治疗药物是用于哮喘急性发作时快速缓解症状的药物。这类药物通常含有支气管舒张剂(β_2受体激动剂),在哮喘发作时使用可迅速解除支气管痉挛从而缓解哮喘症状,生活中应随身携带,以备不时之需。

🔶 常用吸入药物的使用方法

A. 气雾剂使用方法

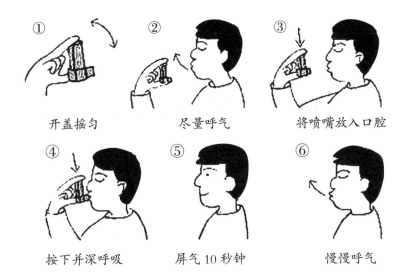

B. 都保使用方法

①将底座向任意方向"旋转"到底,拿直吸入装置,底座在下。单手握住吸入装置白色中间部分,另一只手旋转底座。

②反方向旋转到底,听到"咔哒"声,说明完成一次装药。

③深呼吸,随后含住吸嘴用力且深长地"吸入"。先呼气,然后将吸嘴置入齿间,用双唇包住吸嘴用力且深长地吸气;再将吸嘴从嘴部移开,继续屏气 5 秒钟后恢复正常呼吸。

当需要两吸时重复步骤①—③,吸入完毕后盖紧盖子,并记得漱口。

◆ 哮喘急性发作应如何处理?

①哮喘急性发作指哮喘症状开始出现或比平时加重,并以呼气流量降低为其特征。这些症状通常不会自行消失,需要给予治疗。

②哮喘急性发作时,首先应保持情绪镇定,尽快远离过敏源,快速使用气管扩张喷雾剂,采用一个舒适的坐姿。用药后,若呼吸急促不能缓解,应立即拨打120,到医院就诊。

慢性阻塞性肺疾病

慢性阻塞性肺疾病简称慢阻肺，指由于吸烟、吸入烟雾等有害气体或颗粒引起气道的炎症反应。这种持续存在的慢性炎症使气道结构受到损害，从而出现呼吸时气流受限的症状，并逐渐加重。

◆ 引发慢阻肺的危险因素有哪些？

①吸烟是引发慢阻肺最重要的危险因素，吸烟时间越长、吸烟量越大，发生慢阻肺的概率越高。

②职业性粉尘和化学物质。长时间接触或反复吸入浓度过大的石灰粉尘、化学剂和其他有害烟雾，容易导致慢阻肺的发生。

③空气污染

a.在通风条件比较差的室内用有机燃料烹饪、取暖，有害颗粒高浓度聚积，可引起慢性呼吸道炎症，导致慢阻肺。

b.大气中的有害气体，如汽车尾气、雾霾等，可损伤支气管黏膜，导致气道慢性炎症，这也是引起慢阻肺发病的重要因素。

④反复发生呼吸道感染，可引起气道黏膜免疫功能下降、黏膜屏障功能缺失。

⑤家族中有患慢阻肺者更容易发生慢阻肺。

◆ 慢阻肺的主要症状有哪些？

①慢性咳嗽、咳痰。慢阻肺患者最早期的表现为咳嗽、咳痰，常晨间咳嗽，

于季节交替、天气转冷或初春、天气突变时更明显。随病情发展，咳嗽、咳痰终日发生，冬、春季节加重，早、晚更明显。痰量一般不多，为白色泡沫痰或白色黏痰。出现急性加重时，痰量增多，可有脓性痰。

②气短或呼吸困难，这是慢阻肺的典型症状。慢阻肺病情迁延，在气道炎症发展到一定程度后，患者可出现活动时气促，表现为上坡、急速步行困难，不能提重物，逐渐发展至轻微活动，甚至休息时也感到气短、呼吸困难，影响日常活动。

③喘息和胸闷。由于支气管痉挛或支气管黏膜水肿、管壁增厚、痰液阻塞，部分患者会出现喘息、胸闷。

④全身性症状。慢阻肺患者由于气促明显，耗氧量较正常人明显增加，晚期常出现体重下降、食欲减退、消瘦。

⑤心理障碍。由于无法胜任常规工作，甚至影响日常生活，慢阻肺患者常有失落感，担心病情加重，认为无药可医而发生抑郁和（或）焦虑等。

◆ 如何诊断慢阻肺？

慢阻肺诊断并不难，一般来说，存在以下情况并且能够排除其他疾病的，即可确诊：存在吸烟史；有慢性咳嗽、咳痰、气短症状；有典型的桶状胸、肺气肿体征；肺功能检查时，在吸入支气管舒张剂后第一秒呼气容积（FEV1）与用力肺活量（FVC）的比值小于70%。其中，肺功能检查是诊断慢阻肺的必要条件。

◆ 慢阻肺患者为什么要进行肺功能检查？

肺功能检查是确诊慢阻肺的金标准，应用吸入性支气管扩张剂后，第一秒呼气容积与用力肺活量的比值小于70%即可诊断为慢阻肺。任何考虑可能患有慢阻肺的患者都应进行该项检查。此外，肺功能检查还可以评估慢阻肺的严重程度。慢阻肺具有进行性加重的特点，因此患者应定期检查肺功能，监测疾病的发展，及时调整用药及其他治疗方案。

◆ 做了胸部 CT 后还需要做肺功能检查吗?

胸部 CT 只能用于观察肺部形态、大小及有无病变,而肺功能检查则能反映肺的通气、换气功能,所以胸部 CT 不能替代肺功能检查。

◆ 慢阻肺如何治疗?

①戒烟。吸烟是导致慢阻肺的最主要原因,戒烟有助于延缓肺功能减退的速度。

②稳定期治疗。根据病情需要选用支气管舒张剂、吸入性糖皮质激素、祛痰止咳等药物进行规范治疗。

③急性加重期治疗。应及时就医,积极治疗原发病及并发症。

④康复治疗。如适当的有氧运动、缩唇呼吸、长期家庭氧疗等。康复治疗虽然不能根治慢阻肺,但能有效减轻呼吸道症状,提高运动耐量,改善生活质量。

◆ 慢阻肺稳定期治疗药物有哪些?

慢阻肺稳定期药物治疗旨在减轻症状、减少急性加重、改善健康状态和运动耐量。应根据疾病严重程度以及慢阻肺指南选择治疗药物并长期维持规律治疗。常用药物包括支气管扩张剂、吸入性糖皮质激素及其他药物。

①支气管扩张剂

a. β_2 受体激动剂,如短效药物沙丁胺醇,长效药物福莫特罗、沙美特罗。

b. 抗胆碱药物,如短效药物异丙托溴铵,长效药物噻托溴铵。

c. 茶碱类药物,如普通茶碱或缓释茶碱。

d. 联合制剂,如 β_2 受体激动剂和抗胆碱能药物联合制剂, β_2 受体激动剂、抗胆碱能药物和(或)茶碱联合制剂。

②吸入性糖皮质激素

单独吸入糖皮质激素并非慢阻肺常规治疗方法。对于重度慢阻肺患者,临床上常采用吸入糖皮质激素与支气管扩张剂联合治疗(如沙美特罗 / 氟替卡松、福莫特罗/布地奈德、长效 β_2 受体激动剂、吸入糖皮质激素与噻托溴铵联合治疗),不推荐长期口服激素。

◆ 什么是吸入疗法?

吸入疗法是治疗呼吸系统疾病的常用方法,即药物和溶剂的雾粒或微粒(气溶胶)通过特殊装置直接经口吸入后沉降在各级支气管及肺泡内,达到局部或全身治疗的目的,包括气雾吸入、经储雾罐气雾吸入、干粉吸入以及雾化吸入等。其中,急性期雾化吸入疗效确切,副作用少,适应症广。但是,吸入疗法也有一定的局限性,如药物局部刺激、吸入药物时的按压动作与患者吸气方向不同步或同步性差等。

◆ 常用的吸入药物有哪些?

①定量压力气雾剂(PMDI):主要有沙丁胺醇、异丙托溴铵等。此类药物装置小巧,便于携带,能反复定量给药,但对使用者的操作技术要求较高,需要

> ◉ **相关知识**

— 吸入疗法的优点 —

①起效快。肺表面积大、血运丰富,药物进入呼吸道后直接作用于相应受体,比口服给药起效迅速得多,甚至可能比注射用药还快。

②使用方便。药物携带和使用方便,不需要饮水送服。与注射给药比较,吸入疗法不需太严格消毒,也没有注射给药可能引起的注射部位疼痛和硬结等不良反应。

③安全度大、不良反应少。药物直接作用于气道局部,所用的治疗剂量小,通常相当于口服量和注射量的 1/10,而且极少分布到其他脏器。

吸气与手动按压药物配合。此外，药物的肺沉积率仅为 10% 左右，大部分沉积在口腔。

②溶液雾化吸入剂：常用药物有沙丁胺醇溶液、异丙托溴铵溶液和布地奈德混悬液。使用此类药物需要专用压缩空气或氧气超声雾化驱动吸入装置，吸入剂量为 PMDI 的 10 —25 倍，常用于慢阻肺急性加重或肺功能差、无力吸药者。

③干粉吸入剂（DPI）：主要有布地奈德福莫特罗粉吸入剂、沙美特罗替卡松粉吸入剂、噻托溴铵粉吸入剂和茚达特罗等。此类药物使用时操作简单，患者协同性较好，药物的肺沉积率较高，但需要一定的吸气流速，部分老年人或儿童使用受限。

◆ 慢阻肺患者如何进行长期家庭氧疗？

①氧疗就是吸氧治疗，即通过提高吸入气体中的氧气含量来纠正患者缺氧状态的措施。一般来说，慢性低氧血症的慢阻肺患者需要每天吸氧，并持续较长时间，即慢阻肺稳定期的长期氧疗。

②一般来说，慢阻肺患者若在休息状态下呼吸室内空气时，动脉血氧饱和度（SaO_2）小于 88%，即需要长期氧疗。此外，动脉血氧分压大于 55mmHg，并伴有下列情况之一者，也需要长期氧疗：继发性红细胞增多症（血细胞比容大于 55%）、肺动脉高压、肺源性心脏病（肺心病）。夜间 SaO_2 小于 90%，低氧血症的患者也需要长期氧疗。

③标准的长期家庭氧疗应为每天 24 小时吸氧，即持续氧疗，但这对于大部分患者来说是难以实现的。一般来说，氧疗效果与氧疗时间密切相关。夜间氧疗可延长至慢阻肺患者生存期，若氧疗时间大于 15 小时 / 天，可进一步延长生存时间，降低住院率。

④持续低流量吸氧指每天平均吸氧 15 小时（欧美国家的标准为每天至少 18 小时或 24 小时持续低流量吸氧），流量为 1—2L/min，以避免二氧化碳潴留

加重和呼吸抑制。

💠 氧疗时应注意什么？

①合理选择吸氧时间,每日维持 15 小时以上的氧疗。

②注意控制氧气装置,氧气流量一般为 1—3L/min。

③注意用氧安全。供氧装置应防震、防油、防火、防热。搬运氧气瓶时要避免倾倒、撞击,防止爆炸。

④鼻导管、鼻塞、湿化瓶等需定期消毒。

💠 怎样练习腹式呼吸？

①腹式呼吸是一种主要靠腹肌和膈肌收缩进行的呼吸,其关键在于协调膈

◎ 相关知识

— 吸氧会成瘾吗 —

慢阻肺发展到重度或急重度阶段时,由于患者绝大部分的肺泡组织被破坏,不能有效摄取空气中的氧气来满足机体的正常需要,导致机体呈现缺氧状态。尤其是在活动时,机体需氧量增加,但肺部摄氧能力不能相应增加,有时反而会进一步下降,导致机体缺氧恶化,引起心、脑、肾等重要组织器官功能性或器官性损伤。因此,有必要给予额外的氧源,通过提高吸入气流的氧浓度,纠正缺氧状态,满足机体重要组织和器官的供氧,维持其正常功能。但是有的患者担心长时间吸氧会成瘾。其实,这种担心是不必要的。

人活着每时每刻都必须从空气中摄取氧,吸氧不会带来什么特殊的快感,停止吸氧后也不会产生"戒断症状",因此不存在依赖的问题。对于符合长期氧疗指征的慢阻肺患者而言,应该长期吸氧。

肌和腹肌在呼吸运动中的活动。

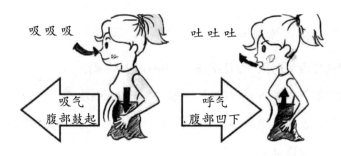

具体做法：吸气时腹肌放松,膈肌收缩,位置下移,腹壁隆起;呼气时,腹肌收缩,膈肌松弛,回复原位,腹部凹下,增加呼气潮气容积。要求静息呼吸,经鼻吸气,从口呼气,呼吸应缓慢、均匀,吸气时可见到上腹部鼓起,呼气时可见到腹部凹陷,而胸廓保持最小活动幅度或不动。逐渐延长呼气时间,使吸气和呼气时间之比达到 1:(2—3)。呼吸运动中,尽可能减少肋间肌以及辅助呼吸肌做功,使之保持松弛和休息状态,减少能量消耗。

②腹式呼吸锻炼初始时,可每天做 2 次,每次 10 —15 分钟。掌握动作要领以后,可逐渐增加次数和每次的时间。在病情允许的情况下,患者可在卧位、坐位或立位以及行走时,随时随地进行锻炼,力求形成一种不自觉的习惯呼吸方式。

> ❯ 相关知识

— 腹式呼吸有什么好处 —

慢阻肺患者由于肺气肿导致膈肌下移、收缩效率减低,运用膈肌做深缓呼吸(腹式呼吸),改变不合理的浅快呼吸方式,有利于提高潮气容积,减少无效腔,增加肺泡通气量。能使胸廓得到最大限度的扩张,肺下部的肺泡得以伸缩,让更多的氧气进入肺部,增加肺活量,改善心肺功能。

③进行腹式呼吸锻炼时，应注意要放松全身肌肉。由于腹式呼吸的外在表现为腹部的隆起和下陷，因此，在呼吸中应注意腹部的活动。可将左、右手分别放于上腹部和前胸部，以便于观察胸腹运动情况。呼气时，腹部下沉，按在上腹部的手稍微加压用力，以进一步增加腹内压，促使膈肌上抬；吸气时，上腹部对抗手的压力，徐徐隆起。这样患者可通过手感，了解胸腹活动是否符合要求，并及时纠正。

❤ 怎样练习缩唇呼吸？

严格地说，缩唇呼吸是腹式呼吸的一个组成部分。因此缩唇呼吸应与腹式呼吸结合起来练习。缩唇口形大小和呼气流量以能使距离口唇 15—20cm 处蜡烛火焰随气流倾斜但不熄灭为适度。呼气时缩唇的程度由患者自行调整。缩唇口形太小，则呼气阻力过大，呼气费力，呼气时间延长，呼出气量反而减少；缩唇口形太大，则不能达到防止小气道过早陷闭的目的。

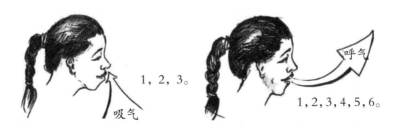

❯ 相关知识

— 缩唇呼吸有什么好处 —

采用缩唇呼吸徐徐呼气，可延缓呼气气流压力的下降，提高气道内压，防止小气道的过早闭合，使肺内残气更易于排出，有助于下一次吸气时吸入更多的新鲜空气，增加肺泡换气量，改善缺氧症状。

◆ 慢阻肺患者在日常生活中应注意什么？

①保持生活规律,注意劳逸结合,保证睡眠,不可做力所不能及的劳动。

②戒烟是慢阻肺患者减少发作的必要措施。烟草烟雾中的有害物质可以直接损伤呼吸道黏膜,使气道分泌物和渗出物增多。

③预防上呼吸道感染。因为上呼吸道感染是慢阻肺急性加重的主要诱因,因此,慢阻肺患者在寒冷季节或天气突变时,应注意防寒保暖、防止受凉。在呼吸道传染病流行时,不去人多拥挤的公共场所,以减少感染机会。室内要保持适当的温、湿度,这样有利于保持呼吸道通畅。必要时可以接种流感疫苗、肺炎球菌疫苗等。一旦发生上呼吸道感染,应尽快请医生治疗,控制或消除感染。

④呼吸锻炼。长期坚持做简易呼吸操锻炼,如深而慢的腹式呼吸和缩唇呼吸,能改善肺功能,提高生活质量。

⑤保持良好的心情。注意自己的情绪,做到乐观豁达,这对疾病康复十分重要。患者家属可以针对患者的病情、体质、外界因素、精神状态以及顾虑进行分析,为其排忧解难。

⑥适当运动。运动要循序渐进,持之以恒,以不觉疲劳为度。适当的锻炼对加强肺功能有好处,一般情况下可以散步、慢跑、打太极拳、做健身操；如果肺功能状态较好,运动量可以适当增加,如爬山、游泳；对于肺功能严重受损者,即使做缩唇呼吸操也算是锻炼。

⑦保持呼吸道通畅。对于无力咳痰的老年患者,可采取坐位或侧卧位,家属将手掌曲成碗状,自患者胸廓边缘向中间,由下向上中部有节奏地拍击,帮助患者将痰液咳出,以清除呼吸道阻塞物,保证患者进行正常呼吸。

肺　炎

肺炎是指人体肺脏的炎症,可由细菌、病毒、真菌、寄生虫等致病微生物,以及放射线、吸入性异物等理化因素引起。细菌性肺炎是最常见的肺炎,也是最常见的感染性疾病之一。临床主要症状为发热、咳嗽、咳痰、痰中带血,可伴胸痛或呼吸困难等。

◆ 肺炎有哪些临床表现?

①细菌性肺炎通常起病较急,症状可轻可重。常见的症状为咳嗽、咳痰,并出现脓性痰或血性痰,可伴有胸痛。病变严重的可出现呼吸困难、呼吸窘迫。大多数情况下伴有发热,此外,还可出现头痛、乏力、腹胀、恶心、呕吐、食欲减退等症状。老年人大多症状不典型,有些仅以食欲减退、乏力为首发症状。

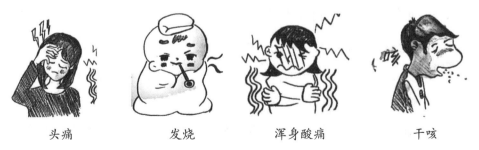

头痛　　　　　发烧　　　　　浑身酸痛　　　　　干咳

②病毒性肺炎临床症状较轻,但起病较急,发热、头痛、全身酸痛、倦怠等较明显,常在急性流感症状尚未消退时即出现咳嗽、咽痛、少痰或白色黏液痰等呼吸道症状。若为重症肺炎,则表现为呼吸困难、发绀、嗜睡、精神萎靡等,死亡率高。

◆ 肺炎患者应注意哪些事项？

①卧床休息,注意保暖,保持室内空气清新,多吃高热量、高蛋白、易消化的食物。有胸痛的病人最好采取患侧卧位或者用宽胶布固定患侧胸廓,目的是减少胸廓的活动以在咳嗽、深呼吸时减轻疼痛。

②注意咳嗽和咳痰情况。咳嗽、咳痰对机体有自净和防护作用,因此,不能盲目止咳,应鼓励每隔一小时进行 1 次深呼吸和有效排痰。卧床应注意翻身,每隔 4 小时应为病人拍背排痰 1 次。

③对老幼年体弱者,要特别注意观察其病情变化,尤其在发病初期的 24 小时内,要注意呼吸、脉搏、体温、血压等的变化。

④恢复期病人还应注意采取措施,促进机体彻底康复,如增加休息时间;坚持深呼吸锻炼至少要持续 4—6 周, 这样可以减少肺不张的发生; 还要避免呼吸道刺激,如吸烟、吸入理化物质等; 尽可能避免去人多拥挤的地方或接触呼吸道感染者。

⑤若出现呼吸道症状经服药治疗 2 天后无好转或短期症状加重应及时就医,排除肺炎可能。

◆ 如何预防肺炎的发生？

①注意冷热,加强保暖,在冬、春季节及季节交替的时候,尤其要注意保暖。

②加强锻炼,合理安排生活,适量运动,如慢跑、步行等,以提高免疫力和心肺功能,从而增强体质。

③改善环境卫生,避免有害气体、烟雾、粉尘的刺激。提倡禁烟,创造无烟环境。

④一旦发生呼吸道感染,如感冒、咽炎、急性支气管炎应及时治疗。

⑤工作和生活有规律,劳逸结合,避免过度劳累,少饮酒。

支气管扩张

支气管扩张是由于支气管及其周围肺组织出现慢性化脓性炎症和纤维化使支气管壁的肌肉和弹性组织破坏，导致支气管变形及持久扩张的一种疾病。

◆ 引起支气管扩张的主要病因有哪些？

①感染是引起支气管扩张的最常见原因。肺结核、百日咳、肺炎可继发支气管扩张。

②纤毛的结构和功能异常是支气管扩张的重要原因。

③异物吸入。异物在气道内长期存在可导致气道慢性阻塞和炎症，继发支气管扩张。

④免疫功能低下。

⑤遗传因素。引起支气管扩张的最常见的遗传性疾病是囊性纤维化。

◆ 支气管扩张的主要症状有哪些？

支气管扩张的典型症状为慢性咳嗽伴大量脓痰和反复咯血。

①慢性咳嗽伴大量脓痰，痰量与体位改变有关，如晨起或入夜卧床时咳嗽痰量增多，呼吸道感染急性发作时黄绿色脓痰明显增加，一天可达数百毫升，若有厌氧菌混合感染则有臭味。

②咯血可反复发生，程度不等，从少量痰血至大量咯血，咯血量与病情严重程度有时不一致，支气管扩张咯血后一般无明显中毒症状。

③若反复继发感染,支气管引流不畅,痰不易咳出,可感到胸闷不适。炎症扩展到病变周围的肺组织,出现高热、纳差、盗汗、消瘦、贫血等症状。

④慢性重症支气管扩张者的肺功能严重障碍,劳动力明显减退,稍活动即有气急、紫绀伴有杵状指(趾)症状。

◆ 支气管扩张患者在日常生活中应注意哪些事项?

①急性感染或咯血期间应卧床休息,以温凉饮食为宜。若发生咯血,将血咯出,不要屏气,勿将血块咽下,以免发生窒息。

②进食高热量、高蛋白、富含维生素的食物,避免生冷食物诱发咳嗽,少食多餐。鼓励多饮水,促使痰液稀释,利于咳出。

③避免呼吸道感染,戒烟,避免烟雾刺激。

◆ 支气管扩张药物治疗需要注意哪些事项?

出现痰量及脓性分泌物增加等急性感染征象时需应用抗生素抗感染治疗。对于慢性咳脓痰患者,可以考虑使用疗程更长的抗生素治疗或间断并规律使用单一抗生素以及轮换使用抗生素治疗。但上述抗生素治疗的使用及更改应在医生的指导下进行,切勿盲目自行调整,造成抗生素滥用及细菌耐药。

睡眠呼吸暂停综合征

睡眠呼吸暂停综合征是指在睡眠状态下反复出现低通气和呼吸中断,导致缺氧和睡眠紊乱,而出现一系列不适症状的疾病。健康人群中,如身体疲劳,睡眠深沉,体位不适，酒后或服用安眠药后都能出现鼾声，这种称为普通鼾症，不会影响健康。如果打鼾伴有反复出现的呼吸中断，或在睡眠中常因做噩梦或窒息感突然憋醒，日间疲劳和嗜睡，严重时可以在任何环境中入睡，甚至在开车或工作中打瞌睡，导致严重的交通和生产事故，则应考虑患有睡眠呼吸暂停综合征的可能。

◆ 睡眠呼吸暂停综合征的发病原因及危害有哪些？

①发病原因主要是上呼吸道狭窄、阻塞及呼吸中枢调节障碍。引起上呼吸道狭窄、阻塞的原因很多，包括鼻中隔偏曲、鼻息肉、鼻甲肥大、扁桃体肥大、软腭过长、腭弓低平、下颌关节畸形或强直、舌体肥大等。此外，肥胖、上呼吸道组织黏液性水肿、口咽或下咽部肿瘤等，也可导致阻塞性睡眠呼吸暂停综合征。

②由于该病伴有反复发作的低氧血症、高碳酸血症，可导致患者神经功能失调、内分泌功能紊乱、血流动力学改变等，继而造成全身多器官多系统损害，严重影响人体健康。

◆ 哪些人容易患睡眠呼吸暂停综合征？

存在上呼吸道狭窄，如鼻息肉、扁桃体肥大、下颌关节畸形的人；肥胖人群；35岁以上的男性和更年期以后的女性；患某些全身疾病者，如甲状腺功

> ◎ 相关知识
>
> — 睡眠呼吸暂停综合征诊断的金标准 —
>
> 诊断睡眠呼吸暂停综合征的金标准是多导睡眠图，如果多导睡眠图监测提示每晚7小时睡眠中呼吸暂停或低通气反复发作在30次以上或呼吸紊乱指数即呼吸暂停低通气指数（AHI，即平均每小时睡眠内呼吸暂停加低通气的次数）≥5次，同时日间嗜睡的评分＞9分，即可确诊。

能降低者等。

◆ 睡眠呼吸暂停综合征的临床表现有哪些？

①打鼾。睡眠呼吸暂停综合征引起的打鼾与习惯性打鼾不同，其音量大，十分响亮，且鼾声不规则，时而间断。

②日间嗜睡。患者在日间常会入睡，且无法控制，有时在开会、工作、相互交流、进食时入睡，甚至骑自行车时也会入睡。

③睡眠中因呼吸暂停发生异常行为和症状。患者常突然惊醒，甚至突然坐起，大汗淋漓，有濒死感。

◆ 如何防治睡眠呼吸暂停综合征？

①治疗睡眠呼吸暂停综合征，首先须控制饮食与体重。肥胖者减肥能明显降低呼吸暂停和低通气的发生概率，改善症状。

②应戒烟、戒酒，避免服用安眠药，改仰卧位睡眠为侧卧位睡眠。

③对于中重度的睡眠呼吸暂停综合征患者，可使用小型简便的人工呼吸机进行经鼻持续气道正压通气。这是目前治疗阻塞性睡眠呼吸暂停综合征最有效的非手术治疗方法，有较好的近期和远期疗效。

④定期到医院门诊随诊。

自发性气胸

气胸指气体进入胸膜腔，造成积气状态。多因肺部疾病或外力影响使肺组织和脏层胸膜破裂,或靠近肺表面的肺大泡破裂,肺和支气管内空气进入胸膜腔。因疾病致肺组织自行破裂引起者称"自发性气胸",自发性气胸多见于男性青壮年瘦长体型者或患有慢性支气管炎、肺气肿、肺结核者。

◆ 引发自发性气胸的病因有哪些?

诱发自发性气胸的因素为剧烈运动,如咳嗽、提重物或上臂高举、举重运动、用力解大便或钝器伤等。

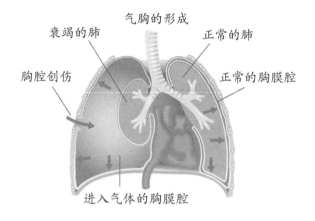

◆ 自发性气胸有哪些症状?

自发性气胸症状的轻重取决于起病快慢、肺压缩程度高低和肺部有无原发疾病及疾病轻重的情况。典型症状为突发性胸痛,继之有胸闷和呼吸困难,并有刺激性咳嗽。胸痛常为针刺样或刀割样,持续时间短暂。刺激性干咳因气体刺激胸膜所致。大多数患者起病急骤,气胸量大,或伴肺部原有病变者,则气促明显。部分患者在气胸发生前有剧烈咳嗽、用力屏气大便或提重物等诱因,但也有不少患者在正常活动或安静休息时发病。年轻健康人得中等量气胸时很少有不适,有的患者仅在体格检查或常规胸部拍片时才被发现;而有肺气肿的老年人,即使肺压缩不到 10%,亦可产生明显的呼吸困难。

◆ 自发性气胸患者在日常生活中应注意哪些事项？

①气胸易复发。一般来说，第一次发生气胸后复发率为50%，3次发作后复发率可高达80%。气胸复发需要及时就诊，气胸常表现为突发胸痛和呼吸困难，但也有少部分患者可无明显症状。

②出院后休息2—4周，3—6个月内避免剧烈和大运动量的活动，如上肢牵拉动作。

③避免用力和屏气动作，保持排便通畅，若2天以上未解大便，应采取有效措施。

④有吸烟习惯的自发性气胸患者需戒烟。戒烟可显著降低自发性气胸的复发，相对危险降低约40%。

⑤如果反复发生气胸，建议行外科手术治疗。

PART 5 第5章

内分泌科常见疾病教育

NEIFENMIKE CHANGJIAN JIBING
JIAOYU

糖尿病

糖尿病是由多种病因引起的以慢性高血糖为特征的代谢紊乱疾病。高血糖是由于胰岛素分泌和（或）作用存在缺陷而引起的，糖尿病可引起多脏器损害，如可导致眼、肾、心脏、血管、神经等器官组织出现慢性进行性病变，从而引发功能缺陷及衰竭。可分为 1 型糖尿病、2 型糖尿病、特殊类型糖尿病、妊娠期糖尿病四类。

◆ 哪些症状提示患上糖尿病了？

糖尿病典型症状为"三多一少"，即多食多饮多尿，体重减轻。不典型症状，如虚弱、乏力、皮肤瘙痒、视力下降、易感染或不易控制的感染、伤口不易愈合、性功能下降等。但是有典型症状的仅是少数病人，大多数病人没有明显的"三多一少"症状，仅在各种并发症发病后或在血糖检测时才发现患病。

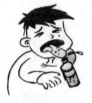 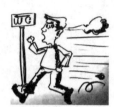 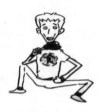 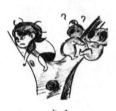

口干舌燥　　　　尿频尿多　　　　吃得多却消瘦　　　　疲乏

❤ 哪些人易患上糖尿病？

①年龄大于 40 岁,尤其是工作压力大、长期缺乏身体锻炼的人群。

②超重或肥胖者,超过理想体重 10% 或 BMI 超过 $25kg/m^2$。

③有糖尿病家族史者。

④曾经生育过巨大婴儿,婴儿体重大于 4000g 或有妊娠糖尿病史者。

⑤冠心病、脑卒中等血管疾病患者。

⑥患多囊卵巢综合征的女性。

⑦长期使用某些药物,如糖皮质激素、利尿剂、避孕药等的患者。

❤ 糖尿病如何进行饮食与运动管理？

合理饮食是糖尿病治疗的基础,是控制血糖的重要途径,这并不需要患者饿肚子,甚至放弃自己喜欢的食物,只要合理安排每日摄入食物的种类和数量,

> ❯ 相关知识

― 糖尿病患者运动时需要注意什么 ―

①在正式运动前应先做低强度热身运动 5—10 分钟。

②带点饼干、糖果之类的食品,防止低血糖发生。

③运动过程中注意心率变化及感觉,如轻微喘息、出汗等,注意掌握运动强度。运动时注意要多饮一些白开水,以补充身体所需的水分。若出现乏力、头晕、心慌、胸闷、憋气、出虚汗等不适,应立即停止运动,原地休息,若休息后仍不能缓解,应及时到医院就诊。

④运动即将结束前,再做 5—10 分钟的恢复整理运动,并逐渐使心率降至运动前的水平,不要突然停止运动。

同样能享受健康美食。其原则是控制总热量,保持"收支"平衡,均衡营养,粗细搭配,定时定量进餐,少食多餐,多食富含膳食纤维的食物,饮食清淡,低脂少油,少盐,戒烟限酒。

①饮食管理。在合理控制总热量的基础上,合理分配碳水化合物、脂肪、蛋白质的摄入量,碳水化合物占总能量的50%—60%,脂肪不超过总热量的30%,蛋白质占总热量的10%—15%,保证优质蛋白的摄入超过50%。不建议饮酒,若饮酒应计算酒精中所含的能量,女性饮酒时酒精不超过15g,男性不超过25g,每周不超过两次,应注意酒精可能诱发的低血糖。增加膳食纤维摄入对健康有益。食盐摄入量每日控制在6g以下(如合并糖尿病肾病食盐摄入每日控制在3g以下),同时应限制摄入高钠食品,如味精、酱油、调味酱等。

②运动管理。

a. 运动治疗应在医生指导下进行,运动前要进行必要的评估,特别是心肺功能和运动功能的医学评估。

b. 空腹血糖大于16.7mmol/L、反复低血糖或血糖波动较大、合并急性感染、增殖性视网膜病、严重肾病、严重心脑血管疾病等情况下禁止运动,病情控制稳定后方可逐步恢复运动。

c. 成年糖尿病患者每周至少运动150分钟,如每周运动5天,每次30分钟。运动强度心率=170－年龄,如有心脑血管疾病的患者在医生指导下进行中等强度的体育运动,如快走、打太极拳、骑自行车、打乒乓球、打羽毛球和打高尔夫球等。高强度的体育运动,如舞蹈、有氧健身操、慢跑、游泳、骑自行车上坡。选择的运动项目应与年龄、病情及身体承受能力相适应,并定期评估,适时调整运动计划。

d. 运动前后要加强血糖监测,运动量大或剧烈运动时应及时调整饮食及药物治疗方案,以免发生低血糖。

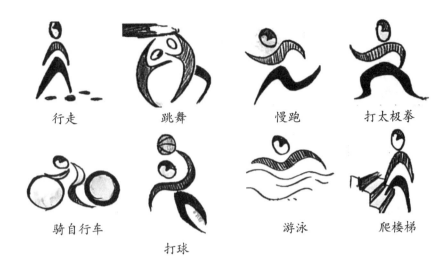

行走　　　跳舞　　　慢跑　　　打太极拳

骑自行车　　　　　　游泳　　　爬楼梯

打球

💠 **治疗糖尿病的常用药物有哪些？**

①胰岛素。胰岛素是治疗糖尿病的主要药物之一。该药主要用于 1 型糖尿病、妊娠期糖尿病、口服药物失效的 2 型糖尿病患者，以及病情较为严重的患者。胰岛素按照来源和化学结构可分为动物胰岛素、人胰岛素及胰岛素类似物，按照药效长短分为超短效、短效、中效、长效、超长效及预混胰岛素等几种类型，具体使用何种类型，应根据患者的实际病情以及疾病的诊断来决定。

②口服药。治疗糖尿病的口服药主要有以下几大类：磺脲药，如优降糖、格列吡嗪、格列齐特等，此类药物具有刺激体内胰岛素分泌的作用，降糖效果比较好，但若使用不当会引起低血糖。另外，人体内的胰岛素增加后，食欲就会增加，如果不注意控制饮食，服用磺脲药还可能引起肥胖，因此，磺脲药适用于血糖偏高的患者。双胍类药，其作用与磺脲类不同，此类药物不能刺激胰岛素分泌，因而会使食欲下降，比较适合肥胖者服用。此外还有 $a-$ 葡萄糖苷酶抑制药和胰岛素促分泌剂。

③其他口服药。多数糖尿病患者不仅有血糖高的问题，还患有其他疾病，如高血压病、高脂血症、血液黏稠度高等并发症，在治疗时应采取必要的治疗措施。尤其是高血压病，对糖尿病患者来说是十分危险的并发症，因为高血压病可导致

人的心、脑、肾、血管、眼等重要器官损害,所以治疗时绝不能忽视降压。

④中药类。主要起到辅助降糖、减轻症状或治疗并发症等作用。

> **相关知识**

— 糖尿病用药需要注意哪些事项 —

①对于新诊断的糖尿病患者,根据病情,首先以改变生活方式进行治疗,其次予以合理降糖药物进行治疗。可以先试着进行基础治疗,包括合理地控制饮食、坚持适当的体力活动、保持情绪稳定、减肥(对肥胖者而言),同时接受糖尿病知识的教育等,观察1—2个月左右。若经过这些措施处理后血糖能够得到控制,就可以继续坚持非药物治疗;如果血糖仍控制不理想,再考虑降糖药物治疗。

②口服降糖药的种类很多,不同的降糖药有不同的作用机制和作用目标,因此每种药物有着不同的服用时间,不能都在饭前或饭后服用,否则,不仅达不到应有的降糖效果,还可能造成低血糖。磺脲类药物(如格列本脲、格列吡嗪等),应在餐前15—30分钟服用;$a-$葡萄糖苷酶抑制药物(如阿卡波糖等),需与第一口饭同时嚼服;双胍类药物(如二甲双胍、苯乙双胍等),应在进餐时或饭后服用。

③不少患者服药没几天,对血糖、尿糖下降程度不满意,就认为所服药物无效,急于换药。事实上,有些降糖药服半个月至一个月才会达到最佳的降糖效果。所以,不要轻易认为某种药物无效,调整药物必须在医生的指导下进行。

④部分患者由于担心药物的副作用而不遵照医嘱,降糖药物能不吃就不吃,能减量就减量,等到自己感觉不舒服或进食较多时,或自己用简单血糖仪测血糖发现血糖高时才临时加药,过后又恢复原态。这种吃吃停停的做法,是糖尿病治疗中的大忌。

◆ 降糖药物漏服后有什么补救措施？

①磺脲类药物，种类较多，使用不当很容易出现低血糖，因此漏服此类药物的补救措施比较复杂。

a. 短效磺脲类药物：要求饭前半小时服用，如格列吡嗪（美吡达）、格列喹酮（糖适平）、格列齐特（达美康）等。如果吃完饭才想起来药还没吃，此时可以抓紧补服，可临时改服快速起效的降糖药。但如果已到了快吃下顿饭的时候才想起来，这时肚子已空，如果补服或者和下顿饭前的药物一起服用，有可能由于药物作用太强而引起低血糖。在这种情况下，轻度和中度血糖升高的患者，可以改用长效的口服降糖药，如每天只需要口服 1 次的长效格列吡嗪、达美康缓释片等，这样做不仅能够稳定地降血糖，还可以避免低血糖的发生。

b. 中长效磺脲类药物：主要有格列吡嗪控释片（瑞易宁）、格列齐特缓释片（达美康缓释片）和格列美脲（亚莫利）。此类药物往往要求患者于早餐前半小时服用，一般 1 次 / 日。这类药物因为服药次数少，可以明显减少漏服的次数。如果在早餐前漏服而在午餐前才想起，可以根据血糖情况，按照原来的剂量补服药物；如果到了午餐后才想起来，可以视情况半量补服；如果年龄较大或者平时血糖控制较好，可以漏服 1 日，以免造成夜间低血糖。

②胰岛素促分泌药。代表药物有瑞格列奈（诺和龙）和那格列奈（唐力），漏服此类药物的处理方法与漏服短效磺脲类药物类似。

③ a- 葡萄糖苷酶抑制药。代表药物是阿卡波糖（拜糖平、卡博平），此类药物的作用机制是延缓肠道中糖类的吸收。因此，餐中想起漏服药还可以补上，吃完饭再补药的话，降糖效果会明显下降。对此，患者需要特别注意。

④双胍类药物。代表药物是二甲双胍，这类药物不增加胰岛素的分泌，单一用药一般不会引起低血糖。如果二甲双胍的用量较小，可以通过加大活动量的方式降低血糖而无须补服。

◆ 哪些糖尿病患者需要胰岛素治疗？

①胰岛素分泌功能缺失者。这类患者体内几乎没有具备分泌功能的胰岛细胞，患者处于胰岛素绝对缺乏状态，因此，必须接受胰岛素治疗来补充胰岛素。

②妊娠期糖尿病患者。口服降糖药可通过胎盘屏障，造成胎儿低血糖，还可能导致死胎，而胰岛素不能通过胎盘屏障，只会降低母体的血糖，不会影响到胎儿，因此，对于妊娠期糖尿病患者临床上常用胰岛素治疗。

③哺乳期糖尿病患者。哺乳期糖尿病患者不能口服降糖药，这是因为药物可随乳汁被婴儿吸收，导致婴儿低血糖。此类患者宜用胰岛素治疗。

④口服降糖药物失效者。非胰岛素依赖型糖尿病患者在口服降糖药物一段时间后，可能出现继发性失效的情况。若发生这种情况，应使用胰岛素治疗。会出现继发性失效的口服降糖药物一般是胰岛素促泌药，包括磺脲类药物和格列本脲（优降糖）、格列齐特（达美康）等，当使用到最大量时，若仍不能有效控制血糖，就应考虑使用胰岛素。但目前专家提倡应尽早使用胰岛素，目的是保护残余的胰岛细胞。

⑤处于应急状态的患者。当糖尿病患者处于应急状态时，例如重症感染（肺炎等）、骨折、急性心肌梗死、脑血管意外等，升血糖激素分泌量会明显增多，

---

❷ 相关知识

— 漏服降糖药对血糖有影响吗 —

糖尿病患者一定要坚持服药，因为漏服会对血糖控制产生明显的影响。研究表明，坚持定时、定量、规律用药的糖尿病患者，其糖化血红蛋白值处于正常范围内。一个月漏服1次降糖药，糖化血红蛋白将上升；而每周漏服多于1次的话，糖化血红蛋白将进一步上升；若是经常忘记按时服药，后果就更严重了，不仅血糖不易控制，还容易导致并发症的出现。

采用原来的治疗方法无法有效地控制血糖。此时,患者应使用胰岛素治疗,待到病情稳定后,再改用以前的口服降糖药。

⑥急需手术的患者。患者手术前必须把血糖控制在良好的状态。当糖尿病患者遇到胆囊炎、阑尾炎、骨折等情况,需要紧急手术时,使用口服降糖药调节血糖往往来不及,而胰岛素具有短时间内将血糖控制好的作用,因此,此类患者宜使用胰岛素降糖,以提高手术的安全性。

◆ 胰岛素治疗糖尿病需要注意哪些事项?

①注射时间。根据胰岛素种类,选择在餐前、餐前 15—30 分钟、餐后皮下注射,不应提前或延后,这样刚好可使胰岛素在进食后血糖升高时起作用,应注意避免注射后太晚进食而引起低血糖。

②准确的剂量。胰岛素针剂的剂量一般为 400 单位 / 瓶或 300 单位 / 瓶。在进行注射前仔细查看,算出每毫升注射液内含多少单位胰岛素,再按所要注射的单位数计算应该抽取多少药液,用 1mL 针筒准确抽药。注意抽药前应先用手滚动药瓶,以使药液混合均匀,千万不要用力摇晃,以免形成泡沫,对准确抽取造成影响。

◎ **相关知识**

— 胰岛素保存需要注意什么 —

胰岛素既不能日晒,也不能冷冻。胰岛素在未开封的情况下,最好的储存方式是置于 2—8℃的冰箱中冷藏,在这种情况下瓶装胰岛素和笔芯胰岛素都可以保存三年。但是,已经装在胰岛素笔中在使用的胰岛素,不主张放入冰箱中保存,因为这样会对胰岛素笔产生影响。一般在室温 25℃时,胰岛素也可以保存 28 天。胰岛素笔中的胰岛素会很快用完,因此,不必担心笔中的胰岛素会变质。

③取药先后。当两种胰岛素混合注射时，要先抽普通胰岛素，然后再抽鱼精蛋白锌胰岛素，这样做是为了避免后者混入普通胰岛素瓶内，而导致产生沉淀，影响疗效。目前有配置好的一定比例的胰岛素，不太需要人工抽取。

④严格消毒。对所用的注射器及注射部位要严格进行消毒，以防感染。为了避免吸收不良，还要注意经常更换注射部位。因为，反复在同一部位注射，会导致皮下组织发生硬结，从而影响药物的吸收。特别是注射鱼精蛋白锌胰岛素时，局部可能出现红肿等情况，因此应多加注意。

⑤注意观察。注射后要注意观察身体反应，若出现低血糖反应需及时采取应对措施。

⑥注意预防低血糖和高血糖。使用胰岛素要注意适量，预防低血糖和高血糖。尤其是老年糖尿病患者更要避免出现低血糖反应，因为低血糖可导致昏迷或死亡。

注射胰岛素时应该如何选择部位？

不同注射部位人体对胰岛素的吸收速度不同，所以药物起效时间也会有所不同。可供选择的注射部位按照胰岛素吸收速度由快到慢依次为腹部、上臂外侧、大腿外侧、臀部。可根据不同规格胰岛素起效时间的快慢选择注射部位，如注射短效胰岛素推荐注射在腹部，而注射中效胰岛素推荐注射在大腿外侧。

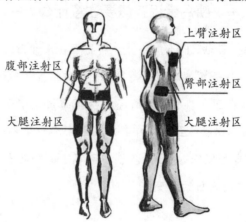

胰岛素是如何分类的?

根据药理作用时间的长短,胰岛素可分为超短效、短效、中效、长效、超长效、预混胰岛素。胰岛素采用的是全球统一的色码标识,通过标签色码识别其剂型。一般常规胰岛素(R),即短效胰岛素,为黄色,中效胰岛素(NPH)为绿色,长效胰岛素和混合胰岛素(30R/50R)均为褐色。

不同类的胰岛素分别是如何使用的?

常规胰岛素可进行静脉注射或加在其他溶液中静脉滴注,而中效及长效胰岛素只能采用皮下注射或肌内注射的方式给药,不可采用静脉注射或静脉滴注。

◯ 相关知识

—　出现低血糖反应怎么办　—

糖尿病患者在治疗过程中可能发生血糖过低现象,低血糖可导致身体不适甚至生命危险,应引起特别注意。低血糖表现为心悸、焦虑、出汗、饥饿感、手抖、神志改变、认识障碍、抽搐等。对此,糖尿病患者应随身备用一些零食,如饼干、糖块等,一旦发生低血糖立即食用。当然最好随身携带糖尿病个人信息卡,以便他人及时辨识和提供帮助。

糖尿病患者血糖低于 3.9mmol/L,即需要补充葡萄糖或含糖食品,可参照以下三步法:第一步:吃 15—20g 糖或糖类食品。第二步:15 分钟后测定血糖。第三步:如果血糖还是低于 3.9mmol/L,重复第二步,并打电话寻求帮助。

◆ 糖尿病患者如何进行自我血糖监测?

　　自我血糖监测是了解血糖是否达标的重要措施,也是减少低血糖风险的重要手段,指尖毛细血管血糖检测是最理想的方法。自我血糖监测适用于所有糖尿病患者,特别是注射胰岛素患者和妊娠期糖尿病患者,必须进行自我血糖监测。胰岛素静脉或皮下注射,但血糖控制差、急重症的糖尿病患者,测血糖4—7次/天或根据需要确定次数。一般的使用基础胰岛素的患者,测血糖1次/天。使用预混胰岛素患者,测血糖1—2次/天。使用基础胰岛素加餐前胰岛素患者,测血糖3—4次/天。口服药或生活干预治疗患者,测血糖2—4次/周。各点的血糖监测包括空腹血糖、餐前血糖、餐后2小时血糖、睡前血糖、夜间血糖、其他时间段血糖。

◆ 如何应用胰岛素笔?

　　①使用前须先仔细阅读胰岛素笔(例如诺和笔)使用手册,掌握其操作要领。

❯ 相关知识

—　使用胰岛素笔(例如诺和笔)时应注意哪些事项　—

　　①安装前需将活塞杆旋入回弹装置内,再将机械装置与笔芯架拧紧。②注射不同类型的胰岛素,应使用不同的诺和笔,不宜混用。在使用混合型胰岛素前,应将诺和笔上下颠倒摆动数次,使药液充分混匀,然后马上注射。③小心存放诺和笔、诺和笔芯和诺和针。每次注射后需将针头从诺和笔上取走,否则气温的变化可致药液从针头处溢出,如是混合型胰岛素可致药液浓度发生变化。④诺和笔注射针头用前不用消毒,因针头上本身就有一层硅的保护膜,注射时能减轻疼痛。

②诺和笔芯内可能含有气泡或使用期间也可能有少量空气存在,调拨剂量选择环在 2 单位位置,用手指轻弹笔芯架数次,推下注射推键,当有一滴胰岛素出现在针头时,即表示排气成功。如针头无胰岛素出现,则重复上述步骤,直至排气成功;确定剂量选择环位置,选择所需注射的单位数。

③注射时,右手拇指压住注射推键,其余四指握住笔身,垂直进针,进针深度为针头的 2/3,固定后完全按下注射推键。

④注射后针头应留在皮下至少 10 秒以上,并继续按住推键,直至针头完全拔出,这样既可以确保剂量准确,又可阻止液体流入针头或笔芯内。注射完毕,旋下诺和笔。

痛　风

痛风是慢性嘌呤代谢障碍所致的一组特异性代谢性疾病,主要包括急性发作性关节炎、痛风石形成、痛风石性慢性关节炎、尿酸盐肾病和尿酸性尿路结石,重者可出现关节畸形和肾功能不全。

◆ 痛风的主要表现有哪些?

痛风多见于中老年男性,女性仅占 5%,主要是绝经后女性。

①无症状期。多数患者发作前无明显征兆,或仅有疲乏、全身不适和关节疼痛等,或仅有血尿酸持续性或波动性增高。

②急性关节炎期。表现为突然发作的单个、偶尔双侧或多个关节红肿热痛、功能障碍,可有关节腔积液,伴发热及白细胞增多等全身反应。常在夜间发作,患

者因疼痛而惊醒,最易受累部位为跖关节,而后依次为踝、膝、腕、指、肘等关节。

③痛风石及慢性关节炎期。痛风石是痛风的一种特征性损害,是尿酸盐沉积所致。痛风石可存在于任何关节,会导致骨、软骨被破坏及周围组织的纤维化和变性。

④肾脏病变。痛风性肾病是痛风特征性的病理变化之一,患者最终可因肾衰竭或并发心血管病而死亡。

⑤高尿酸血症与代谢综合征。高尿酸血症是常伴有肥胖、原发性高血压、高脂血症、2型糖尿病等疾病的代谢综合征。

◆ 引发痛风的高危因素有哪些?

①肥胖。饮食条件优越者易患痛风病。长期摄入过多、体重超重与血尿酸水平的持续升高有关。

②高脂血症。大约85%的痛风患者有高脂血症。

③糖尿病。糖尿病患者中约有10%伴有痛风,伴高尿酸血症者占20%—50%。

④长期大量饮酒。饮酒时常进食较多高蛋白、高脂肪、高嘌呤食物,这些食物经消化吸收后导致血中嘌呤成分增加,经过体内新陈代谢,导致血尿酸水平增高,从而诱发痛风性关节炎急性发作。

> ● 相关知识

— 痛风如何确诊 —

中老年男性肥胖者,单个跖趾、跗跖、踝等关节突然红肿剧痛反复发作,可自行缓解,应首先考虑为痛风性关节炎;同时合并高尿酸血症及对秋水仙碱治疗有效者可诊断为痛风。

◆ 痛风患者在日常生活中应注意哪些事项?

①控制饮食总热量,限制酒和高嘌呤食物(如动物内脏、海鲜等)的摄入,每天饮水 2000mL 以上,增加尿酸的排泄。

②痛风患者应吃一些低嘌呤的食物,如芹菜、黄瓜、西红柿、土豆、香蕉、苹果等。

③保持理想体重,超重或肥胖就应该减轻体重。不过,减轻体重应循序渐进,否则容易导致酮症或痛风急性发作。

④当痛风性关节炎急性发作时,应绝对卧床休息,抬高患肢,避免受累关节负重。疼痛缓解 72 小时后方可恢复活动。

⑤痛风性关节炎发作时,用秋水仙碱治疗,并观察治疗后的表现。目前口服秋水仙碱存在一些误区,新的指南提出急性发作时即可口服 1mg, 1 小时后 0.5mg, 12 小时后 0.5mg 每日两次或者三次,根据患者的具体情况由医生指导用药。服用别嘌醇期间若出现皮疹,需及时就诊。

⑥定期复查血尿酸及肝肾功能、血脂等情况,进行综合治疗。需长期饮食控制及随访,部分患者需要长期口服控制尿酸的药物,以延缓并发症的发生和发展。若有发作先兆,及时就医。

◆ 痛风诊疗中的关键问题

①降尿酸持续达标(无痛风石者 <360umol/L; 有痛风石者 <300umol/L)是痛风治疗的关键。

②无症状高尿酸血症是否降尿酸治疗取决于血尿酸水平及是否合并心血管疾病或心血管危险因素。以下 3 种情况开始降尿酸治疗: a. 血尿酸已超过 9mg/dl; b. 血尿酸为 7—9mg/dl, 无心血管疾病或心血管危险因素, 饮食控制 6 个月无效; c. 血尿酸 7mg/dl 以上,有心血管疾病或心血管危险因素。

PART 6 第6章

神经内科常见疾病教育

SHENJINGNEIKE CHANGJIAN
JIBING JIAOYU

头 痛

头痛是一种临床常见的症状,通常将局限于头颅上半部,包括眉弓、耳廓上缘和枕外隆突连线以上部位的疼痛统称为头痛。

◆ 头痛有哪些类型?

①原发性头痛,指偏头痛、紧张型头痛、丛集性头痛等。

②继发性头痛,指头颈部外伤、头部血管性因素、颅内非血管性疾病、感染、药物戒断、精神性因素等多种原因所致的头痛。

③其他,如颅神经痛、其他颜面部结构病变所致头痛等。

◆ 继发性头痛有哪些常见病因?

①感染。颅内感染,如脑膜炎、脑炎、脑脓肿、寄生虫等,以及流行性感冒、肺炎等疾病。

②血管病变。蛛网膜下腔出血、脑出血、脑梗塞、脑血管畸形等。

③占位性病变。颅脑肿瘤、颅内转移癌、炎性脱髓鞘假瘤等。

④头面、颈部、神经病变。三叉神经、舌咽神经及枕神经痛,眼、耳、鼻和口腔疾病,颈椎及其他颈部部位疾病。

⑤全身系统性疾病。高血压病、贫血、肺性脑病、中暑等。

⑥颅脑外伤。脑震荡、脑挫伤、硬膜下血肿、颅内血肿等。

⑦毒物及药物中毒。酒精、一氧化碳、有机磷、药物中毒,如颠茄、水杨酸类

中毒。

⑧内环境紊乱及精神因素。月经期及绝经期头痛,躯体化障碍及癔症性头痛。

◆ 怎样的头痛应该到医院就诊?

①头痛伴有发热。

②头痛伴有意识障碍或精神紊乱。

③头痛伴呕吐及(或)视物模糊。

④头痛伴有肢体活动障碍,如偏瘫、四肢瘫或异样感觉。

⑤头痛伴有血压显著升高,如血压大于 180/120mmHg。

⑥头痛伴有视物成双(复视)。

⑦突发剧烈的头痛,特别是发生于用力、活动的情况下,更应警惕。

⑧既往虽然常有头痛,但近期头痛性质改变或有新的伴随症状。

⑨头部外伤后头痛有逐渐加重趋势,特别是伴有呕吐者。

⑩头痛在咳嗽、大便等时有明显加重,或存在与体位变化有关的头痛。

◆ 头痛就诊应如何讲述病史?

①头痛的频率。头痛呈持续性还是间歇性,多久发作一次,每次延续多久。

②头痛的特点。什么季节头痛最重、频率最高,什么时候、什么情况下疼痛最明显,如是早上起床还是下午工作后(学习后)疼痛最明显,或者是半夜痛醒。

③头痛的部位。整个头部疼痛还是局部疼痛,哪个部位最明显,有无向其他部位放射,例如头痛开始在后枕部,向头顶或太阳穴放射。

④头痛的性质。搏动性痛、钝痛、刺痛、爆裂样痛等。

⑤诱发因素。头痛是否和某种因素有关,比如生气、过度紧张、某种饮食或烟酒、药物(血管扩张或收缩剂)等,头痛时血压有无明显变化。

⑥加重因素。平卧、直立、弯腰、咳嗽、用力大便、劳累、失眠等是否加重。

⑦减轻因素。休息、改善睡眠、颈部及太阳穴按摩、热敷可否缓解头痛,降

低血压后及平卧后头痛是否减轻。

⑧家族史。家族内有无类似头痛者。

⑨伴随症状。是否合并发热、恶心、呕吐、视力减退、意识障碍、言语不清、肢体障碍、颈部僵硬、耳内流脓液或脓性鼻涕等。

◆ 头痛如何治疗？

①药物治疗

a.非甾体抗炎止痛药,如阿司匹林、布洛芬、消炎痛、扑热息痛、保泰松、罗非昔布、塞来昔布等,具有疗效确切、无成瘾性的优点,是头痛最常使用的止痛药。

b.中枢性止痛药,如曲马多,止痛作用比一般的解热止痛药要强,主要用于中、重度头痛和各种术后及癌性病变疼痛等。

c.麻醉性止痛药,如吗啡、杜冷丁等阿片类药,止痛作用最强,但长期使用

◎ 相关知识

—— 哪些食物能预防偏头痛 ——

①瘦肉、谷类、黄豆、花生等富含 B 族维生素的食物。研究表明,每晚摄入 3mgB 族维生素,能使偏头痛的发病率降低约 50％。

②富含维生素 C 的果蔬,如猕猴桃、芥菜等。维生素 C 具有抗氧化功效,能维持紧张状态下正常的人体代谢,有利于减轻因情绪紧张诱发的偏头痛。

③富含微量元素镁的食物,如谷类、豆腐以及葵花子、杏仁、腰果、榛子等坚果,美国头痛基金会建议,偏头痛患者应每天补充镁 500 —750mg。值得注意的是,过量摄入镁元素会引起腹泻。

会成瘾。这类药物仅用于晚期癌症病人。

d. 复方止痛药。这类药物对于缓解和预防头痛有一定帮助。

②非药物物理治疗

物理磁疗法、局部冷（热）敷、吸氧等。

③原发病治疗

a. 颅内感染采用抗感染治疗。

b. 颅内高压采用脱水降颅压治疗。

c. 颅内肿瘤采用手术切除治疗。

◆ 偏头痛如何护理？

①室内保持安静、整洁、空气新鲜，避免对流风，保证充足的光线。

②注意保持心情舒畅，避免情绪激动。

③保证足够的睡眠时间，平时听舒缓的轻音乐，放松情绪，减轻头痛。

④每晚热水泡脚 20 — 30 分钟，缓解疲劳。

⑤每天适当参加有氧运动 20 — 30 分钟。

⑥饮食应清淡，忌辛辣刺激、生冷的食物。减少摄入巧克力、乳酪、酒、咖啡、茶叶等易诱发疼痛的食物。

眩　晕

眩晕是因机体对空间定位有障碍而产生的一种运动性或位置性错觉。

◆ 如何区分真假眩晕？

在临床上有真性眩晕和假性眩晕的区分：

①真性眩晕是指患者有明显的外物或自身旋转感。发病时有天旋地转、如坐舟车的感觉。严重时，患者两眼紧闭，双手紧握床沿，唯恐从床上摔下来，且伴有恶心呕吐、腹痛腹泻、面色苍白、出冷汗等症状。真性眩晕是由耳科和神经科疾病引起的，病人可选择看耳鼻喉科和神经内科。

②假性眩晕是指由于全身系统性疾病引起的眩晕，一般表现为头昏昏沉沉，头重脚轻，头昏脑涨，有不稳定感，存在没有外界物体旋转移动的失衡感，不会倾倒，多在行走、起立时发生。常由发热、消耗性疾病、慢性躯体性疾病、情感精神性疾病、睡眠不足、疲劳等引起，病人可选择看普通内科，医生会根据情况做相应的检查，或推荐去看某一专科。

◆ 引起眩晕的常见疾病有哪些？

①良性发作性位置性眩晕，又称"耳石症"，是引起眩晕的最常见疾病（约20% 的眩晕患者由此引起），患者常在头部位置改变，如起床、卧倒或仰头时，出现瞬间发作性眩晕，持续约几秒钟（一般不超过 10 秒），当头部从动态恢复到某一固定位时眩晕迅即消失。

②中枢性眩晕，可由常见的脑干、小脑病变引起。老年人有高血压、糖尿病、心脏病、高血脂等危险因素的突然起病，需警惕可能为"脑中风"。除眩晕症状外，可能还伴有站立或行走不稳、视物模糊或视物成双、恶心、呕吐、听力下降、肢体偏瘫、麻木、饮水呛咳、吞咽困难等症状。

③梅尼埃病，表现为反复发作的眩晕，伴恶心、呕吐、耳鸣，随病变进展可逐渐发生耳聋。该病在眩晕中约占 5.9%。

④颈性眩晕，大多由颈椎肥大性骨质增生压迫椎动脉，造成椎基底动脉供血不足所致。眩晕发作常与头颈转动有关。检查颈椎 CT、CTA 或 DSA 有助于

诊断。

⑤植物神经官能症,可出现头晕、眼花、耳鸣、恶心、心慌、失眠、多梦等神经衰弱症状,其中头昏、头晕都不是真正的眩晕。

◆ 检查及治疗眩晕的方法有哪些?

①针对耳石症,通常采取体位诱发实验辅助诊断,首选手法复位治疗,可不吃药。

②如怀疑为脑中风,应立即到就近医院就诊,行脑 CT 或 MRI(优选) 检查明确诊断,分别针对脑梗死或脑出血进行相应治疗。

③梅尼埃病常予扩张血管药、利尿脱水药及糖皮质激素等治疗,严重时可采取手术治疗。

④针对颈性眩晕,可给予颈部牵引、理疗和按摩、针灸治疗等。严重的需要手法复位治疗。

⑤针对假性眩晕,积极治疗原发病,如控制血压、改善贫血、消除精神障碍,改善睡眠,避免过度疲劳等。

◎ 相关知识

— 手法复位后仍感头晕怎么办 —

有一些耳石症患者经过专业的手法复位治疗后,强烈的眩晕得到缓解,但依然会存在低头、抬头时持续数秒的晕眩感,并诱发比较弱的眼震及眩晕感,再次复位后效果仍不太明显。对于这类情况,考虑可能是由于耳石体积较小、较轻,在内淋巴管内得不到有效流动,或是遗留耳石碎片沉积到嵴帽上,常规复位无法解脱下来。此时患者可以自己在家做 Brandt-draoff 康复训练来使眩晕得到缓解。这种方法并不是使耳石回到原来位置,而是通过训练使得大脑适应耳石脱落带来的一系列变化,从而不再有眩晕的感觉。

◆ 眩晕患者在日常生活中应注意什么?

①积极治疗原发病,遵医嘱按时服药,按时复查。高血压病患者应注意控制血压,改善脑部血液供应,防止血管硬化的加重。

②保持情绪稳定,避免焦躁、忧虑、紧张等不良情绪。

③疾病发作期应注意休息,尽量避免活动,保持室内安静。平时适当开展体育运动,增强体质,但运动量不宜过大,可散步、慢跑、做广播体操等。

④注意生活规律,避免熬夜,杜绝酗酒,严格戒烟。

⑤饮食宜清淡,忌油腻食物,多吃富含维生素的新鲜蔬菜和水果。控制脂肪的摄入,少吃动物脂肪和高胆固醇食物,忌过咸过甜。

⑥避免长时间低头活动,改变体位时宜缓慢,防止跌倒等意外发生。

> **相关知识**

— Brandt-draoff 康复训练的方法 —

第一步:患者坐位,头朝前方。

第二步:头朝左转45°,迅速向右倒下,头部保持倾斜45°朝上看,保持30秒,如果出现眩晕,等待眩晕停止。

第三步:回到坐位,保持30秒,如果出现眩晕,等待眩晕停止。

第四步:头朝右转45°,迅速向左倒下,头保持倾斜45°朝上看,保持30秒,如果出现眩晕,等待眩晕停止。

第五步:回到坐位,保持30秒,如果出现眩晕,等待眩晕停止。

以上为一个循环,大约2分钟,每次重复5个循环,大约10分钟。每天3次,根据病情,直至眩晕停止。如果眩晕持续2周仍不缓解,请及时就医再次评估。

脑梗死

脑梗死又称缺血性脑卒中，是指各种原因所致脑部血液供应障碍，导致脑组织缺血、缺氧性坏死，而出现相应神经功能缺损的一类临床综合征。脑梗死是卒中最常见的类型，约占 70%—80%。

◆ 脑梗死有哪些临床表现？

①脑梗死好发于 50 —60 岁以上的中老年人，男性稍多于女性。常见脑血栓形成、脑栓塞、血流动力学机制所致的脑梗死三种类型。

②脑血栓多在休息或睡眠中发病，其临床症状在发病后数小时或 1—2 天达到高峰，以偏瘫、偏身麻木、言语含糊、行走不稳为常见表现，也可出现头晕、头痛、呕吐甚至昏迷等症状，严重时导致死亡。

③脑栓塞主要指心源性脑栓塞，可发生于任何年龄，以青壮年多见。多在活动中急骤发病，局灶性神经体征在数秒至数分钟达到高峰，症状同脑血栓。

0 (聆)听语音	**1** 看 1 张脸	**2** 查 2 条胳膊	**快打** 120
言语不清 表达困难	不对称 口角歪斜	平行举起 单侧无力	有上述任何突发症状

◆ 哪些因素易导致脑梗死？

①高血压是脑血管病的首要危险因素。在我国 80% 的脑血管病与高血压有关。

②心脏自身的病变，如心脏瓣膜、心室壁及心室腔内的栓子进入血液循环，

阻塞脑血管造成脑栓塞。严重的冠心病、心功能不全等,会导致心输出量减少、脑灌注不足,最终脑血栓形成。

③10%—30%的脑血管病患者患有糖尿病。糖尿病患者发生缺血性脑血管病的概率为一般人的2.8倍。脑血管病已经成为糖尿病患者死亡的主要原因,死亡率高达12%—28%。

④高脂血症容易使动脉内膜浸润沉积,造成动脉粥样硬化。

⑤肥胖易引起糖尿病、冠心病和高血压等,这些都是脑血管病的危险因素。

⑥长期吸烟易破坏动脉壁,导致脑动脉狭窄,减少脑血液供应,影响脑血液循环。流行病学调查显示,吸烟者的脑血管疾病发病率比不吸烟者高。

⑦血流动力学异常。血液黏稠是脑血管病的危险因素之一。

⑧高同型半胱氨酸血症。这是脑卒中发病的独立危险因素。

⑨脑血管疾病的年龄特征很突出,随着年龄的增长,发病率和死亡率均明显增加。

◆ 预防脑梗死在日常生活中应注意些什么?

①积极治疗原发病,控制好血压、血糖。

②改变生活方式。戒烟限酒、不熬夜;起居规律,避免过度劳累;保持适度

⊙ 相关知识

— 突发脑梗死怎么办 —

①保持镇静,立即取平卧位,将头偏向一侧,防止窒息。

②保持气道开放,清除口腔分泌物,有舌根后坠者,用纱布裹住舌头,将舌根拉出。

③拨打120,及时送附近医院就诊。

的体力活动或锻炼。

③保持情绪稳定,心情舒畅,忌暴喜、暴怒、忧虑等精神刺激。

④注意饮食结构,选择低盐、低脂饮食,少吃动物内脏,多吃蔬菜、水果、豆制品,配合进食适量瘦肉、鱼、蛋。

⑤注意天气变化,寒冷天气是脑出血的高发季节,血管收缩使血压上升。注意保暖,使身体适应气候变化。

⑥定期复查。注意复查血压、血脂、血糖、血凝等血功能指标,以便及早发现问题并及时解决。若出现无诱因的剧烈头痛、头晕、晕厥,或突然感觉一侧肢体麻木、乏力,或一过性视觉障碍、语言交流困难等,应及时去医院就诊。

脑 出 血

脑出血是指非外伤性脑实质内的自发性出血。脑出血是中老年人常见的急性脑血管病,病死率和致残率高。高血压、糖尿病、高脂血症患者,烟酒嗜好者容易发生脑出血。

◆ 脑出血有哪些表现?

脑出血常见于 50 岁以上患者,男性稍多于女性,冬季发病率较高。多在情绪激动或者活动中突然发病,病情进展常于数分钟至数小时达到高峰。可表现为头痛、恶心呕吐,一侧肢体无力、麻木,言语障碍,不能理解他人讲话,对答不切题,胡言乱语,也可以表现为幻觉、视物模糊、进食困难、饮水呛咳、肢体抽搐、意识障碍,严重时发生死亡。

◆ 发生脑出血如何紧急处理？

①高危人群如有上述表现,应及时送往医院就诊。

②保持侧卧位,避免舌根后坠阻碍通气,及时清理口腔内呕吐物,以免误吸入气道,导致吸入性肺炎或窒息。

③尽量避免长途转送,选就近有条件的医院治疗,运送过程中避免颠簸。

④院内转运时应有医务人员护送,随时观察病情变化,注意血压变化。

⑤保持病房安静。神志清醒患者,嘱其情绪稳定,避免紧张、激动。

◆ 如何预防脑出血？

①稳定血压,血压尽量控制在 140/90mmHg 以内。

②保持良好心态,避免过于激动及悲伤。

③饮食清淡,少吃油腻食物,少吃动物内脏,多吃新鲜蔬菜、水果、豆制品,瘦肉、鱼、蛋适量。

④多吃富含膳食纤维的食物,如新鲜蔬菜、水果,预防便秘。

⑤注意天气变化,冬季是脑出血好发季节,注意保暖。

◆ 脑出血后遗症应如何康复锻炼？

①语言功能训练

应耐心细致地一字一句进行练习,先练习简单的单字、单词。练习时,注意力要集中,情绪要稳定,说话节奏宜慢,鼓励患者大胆与人交谈。

②偏瘫后的锻炼

a.按摩与被动运动。早期卧床不起的患者,由家人对其瘫痪肢体进行按摩,预防肌肉萎缩,对大小关节做屈伸膝、屈伸肘、弯伸手指等被动运动,避免关节僵硬。

b.力量锻炼。患者在搀扶下坐在凳椅上做提腿、伸膝和扶物站立,身体向左右两侧活动;还可在原地踏步,轮流抬两腿,扶住桌沿、床沿等向左右侧方移动步行。锻炼时应有意使患肢负重,注意活动量应逐渐增加,且不宜过度疲劳。

c.灵活性和协调性锻炼。上肢的锻炼,主要是训练两手的灵活性和协调性,如自己梳头、穿衣、解纽扣、洗脸等。下肢的锻炼,可让患者坐在凳子上,双足踩竹筒来回滚动。

③日常生活能力训练

自己穿脱衣物、进行个人卫生清洁。除运动康复外,尚应注意计算、认知、心理等方面的康复治疗。

痴　呆

痴呆是由于脑功能障碍而产生的获得性、持续性智能损害综合征。可由脑退变,如阿尔茨海默病、额颞叶变性等引起,也可由其他原因,如中风、脑外伤、中毒等导致。老年性痴呆是一种多发生于老年人,以记忆障碍为主要临床症状的进行性神经系统变性疾病。

◆ 痴呆的临床症状有哪些?

当患者出现以下两种及以上的临床表现时,需要考虑是否为痴呆:

①记忆力减退。早期常忘记日常所做的事和常见的一些物品,如忘记钥匙放哪里,甚至忘记刚才吃饭吃了什么。随病情进展,遗忘发生久远的事情和人物,如不能回忆儿时的学校、忘记自己小孩子的名字及年龄。

②计算能力减退。简单的计算难以完成,如不能计算出 100-7=？。

③视空间障碍。表现为停车找不到停车位、回家时因错误判断方向而迷

路、穿衣困难。

④语言障碍。交流词不达意,别人说什么不理解,逐渐缄默不语。

⑤失用。无法完成有目的的复杂活动,比如用筷子时不知道上下动;冲糖水时,应是取糖 — 入杯 — 倒水 — 搅拌,而患者可能直接向糖中倒水。

⑥思维和判断能力障碍。以前有每天早上看报的习惯,现在拿着报纸不知道自己在干什么,有时拿倒了都不知道。

⑦执行功能障碍。常常帮倒忙,比如出门买菜,应该是先计划买什么菜,准备零钱、菜篮子,后到菜场。而患者直接去菜场,什么都不带,也不知买什么菜。

⑧情感、性格和行为障碍。原先很温柔,现在动不动就发火,或者突然不爱讲话了,但需要与焦虑和抑郁症区分开来。

◆ 怀疑痴呆该如何自我检测?

方法一:画钟实验

①方法。要求被检测者独自画一个钟表的表盘,把数字 1—12 画在正确的位置上,并用表针标出指定的时间,如 8 时 20 分。

②记分规则。画出闭锁的圆,得 1 分;将数字画在正确的位置,得 1 分;表盘上包括 12 个正确的数字,得 1 分;将指针画在正确的位置,得 1 分。

③得分分析。4 分为认知功能正常;3 分为轻度痴呆;2 分为中度痴呆;0—1 分为重度痴呆。

4 分(正常)	3 分(轻度痴呆)	2 分(中度痴呆)	1 分(重度痴呆)	0 分(重度痴呆)
				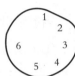

方法二:简易记忆力自测

①自测题目

a.忘记把东西放在哪里。

b. 在以前常去的地方走错路或迷路。

c. 出门忘记带东西。

d. 昨天或前天告诉你的事情,需要别人提醒才想起。

e. 碰到熟悉的人,想不起对方的名字。

f. 忘记向别人转告重要的事情或交代不清。

g. 忘记与自己有关的重要事情,如生日、结婚纪念日、住址等。

h. 重复日常所做的事情,如洗完手又洗一遍。

i. 重复告诉别人刚讲过的事情,或重复问同一个问题。

②评分方法

从未发生或极少发生(一年只有几次),得 1 分;偶尔发生(一个月几次),得 2 分;较常发生(一周几次),得 3 分;经常发生(每天都有),得 4 分。

③得分结果

9—12 分为记忆力很好;13—19 分为记忆力一般;20—25 分为记忆力低下,需咨询医生;26—36 分为记忆力很差,必须就医。

◆ 怀疑痴呆如何就医?

①选择正规医院的神经内科就诊,大医院有记忆与痴呆专病门诊。

②病史较长的患者可提前写好简明的病史经过,包括疾病的经过、演变,是否有早产、难产、脑外伤、中毒、脑病手术、中风等既往病史,以防遗忘重要细节。

③最好早上空腹就诊,因诊断大多需要化验血液。

④核磁共振检查前,提前摘下可活动假牙、耳环、耳钉。装有心脏起搏器、植入钢板、支架的,提前告知医生,可改为 CT 检查。

⑤就医时家属全程陪同,以防意外。

◆ 痴呆患者如何做好家庭护理?

①家居环境

a. 避免改变室内布置,居室内的设施要便于老人活动,注意通风和采光。

b. 卫生间选用坐式马桶,并设有扶手架。

c. 地面要平坦干燥,地砖要防滑,地面通道无障碍物。

d. 房间色彩应明快、安宁,使室内充满温暖。

e. 避免采用玻璃或镜面等玻璃家具。

f. 床的高度宜偏低,方便老人上下,床的两边设护栏。

g. 家中环境应当安全和封闭,安装监控系统以防止病人外出走失。

②穿衣

a. 穿衣简单宽松,件数不要多,按顺序排列,少佩戴饰物。

b. 选用不用熨烫面料的衣服,外衣最好双面能穿。

c. 避免纽扣过多,最好用拉链代替纽扣,用松紧裤带代替皮带。

d. 袜子成双放在一起。鞋子大小合适,不选择系带鞋。

③洗脸、刷牙

a. 洗脸时从后面或旁边进行帮助,因为面对面为患者洗脸,常使患者感到很勉强而拒绝或不合作。

b. 如患者不肯刷牙或不会刷牙,可用棉棒蘸盐水擦洗,达到清洁的效果。有假牙的患者,要检查假牙和牙槽是否吻合,餐后清洁假牙。

④饮食选择

a. 营养搭配合理,多吃清淡的食物,避免吃得太少或太多。

b. 避免吃易对身体造成伤害的食物,如太烫的食物。

c. 视力不好的患者,餐具最好颜色比较鲜明,放在比较明亮的地方。不使用锐利的刀叉进食,固体和液体的食物分开给。

d. 喂食时,卧床者应取半卧位,避免呛咳和窒息。

⑤营养

a. 若患者食欲较好,可以将一天吃多少的总量计算好,分6到8次给患者吃。家中常备一些水果或能量低的零食,患者要吃时再给。

b.进食少或不进食患者常出现营养不良,需要像哄小孩吃饭一样,准备颜色丰富的食物,准备其喜欢的餐具,营养合理搭配,保证足够的热量。

c.晚期卧床不能进食患者,早期可鼻饲营养,后期可经皮胃造瘘及肠外营养。

⑥服药

a.患者服药时要有人在旁边,帮助患者将药全部服下,以免遗忘或错服。伴有抑郁症、幻觉或自杀倾向的痴呆患者,看护者一定要将药品管理好,放到患者拿不到或找不到的地方。

b.患者不愿服药时,应耐心说服,药吃下后,让患者张开嘴,看是否咽下,也可将药碾碎放在饭中。

c.应将药碾碎后溶于水中再给卧床患者服用。

d.对于不愿服药的患者,可将药物混入糕点、点心、甜品中,也可让患者在不察觉之下服药。

⑦洗澡

a.帮助卧床患者勤翻身,勤清洗,勤整理,以带来舒适的感觉。

b.保持固定时间洗澡的习惯,洗澡时要有人陪伴,不能独自一个人。不用泡沫多的洗浴用品,以免滑倒。

c.患者拒绝洗澡或不能洗澡时,可化整为零,先洗一部分再洗一部分,或在床上擦浴。洗澡时保持室温适宜,预防感冒。

⑧睡眠

a.让患者保持规律的生活,白天多活动,消耗体力,晚上保持良好的睡眠。

b.房间应保持温暖,床铺干净舒适,常换洗晾晒。

c.有的患者会夜间起床,应在走道安装小夜灯,以防患者害怕黑暗。

⑨意外事件的防范

a.出门时带好定位手环(电话手表)和写有名字、住址、联系人及联系方式的卡片,告知邻居及管理员留意其行踪。

b.避免单独生活及使用危险物品,如煤气等。预防跌倒、烫伤等意外发生。

c. 居住高层的患者需提高警惕,防止坠楼。

d. 对于有冲动、伤人、自伤、逃跑等病态行为的患者,要注意防范。危险物品,如剪刀、刀具、绳子、火柴、灭鼠药等要收好,以免发生意外。

e. 有严重特殊行为或病情不稳的患者,尽量避免外出活动,必要时住院治疗。

◆ 如何预防痴呆发生?

①多进食蔬菜、水果,少吃高盐高脂食物,少吃油炸食物,如油条等。

②适量运动,选择适合的运动方式,如散步、慢跑、打太极拳、打乒乓球、打羽毛球、游泳等,每周运动 3—5 次,每次运动 30—40 分钟为宜。

③维持正常人际交往,避免长期陷入忧郁的情绪而患上忧郁症。忧郁症也是老年痴呆症的危险因素。

④老年人应保持活力,多用脑,如多看书、学习新事物,甚至和朋友谈天、打麻将、下棋等,刺激神经细胞活力。

⑤发现痴呆早期信号,如记忆力减退、判断力差、书写困难、言语障碍、人格改变等,尽早就医。

癫　痫

癫痫是一种临床综合征,特征是大脑神经细胞反复发作地异常放电,导致大脑功能失调。

◆ 引起癫痫发作的主要因素有哪些?

①过度体力或脑力劳动、剧烈的体育活动。

②情绪紧张、悲伤、忧愁、过度兴奋等。

③一次性大量饮水、过饱或过饥。

④饮酒、喝浓茶、食用大量含咖啡因的食品,如巧克力等,可诱发癫痫发作。

⑤感冒、发热也可以诱发癫痫发作。

◆ 癫痫治疗期间应当注意什么?

①积极配合是治疗癫痫的基本保证。

②遵医嘱坚持服药,不可擅自停药。剂量应从小开始,逐渐增加到完全控制发作。所选定的药物一旦有效,最好是单一用药,不要轻易更换,直至完全不发作 2—3 年,再根据情况逐步缓慢减药。

③建立治疗记录卡,随时记录患者服药情况、治疗效果及药物副作用等。每次复诊时向专科医生提供上述资料。

④对少数晚期难治性癫痫,经系统的药物治疗无效时,则需行手术治疗,在脑

◉ **相关知识**

— 如何区分高热惊厥与癫痫? —

高热惊厥是指 6 岁以内的小儿在中枢神经系统以外的部位发生感染,体温在 38℃以上时出现的惊厥。男孩发病多于女孩,1—3 岁多见。反复发热、抽搐的小儿,如果每次抽搐时体温均在 38℃以上,可以诊断为高热惊厥。如果不发热或低热(体温在 38℃以下)时发生抽搐,可以考虑癫痫。高热惊厥患儿约 15% 可能转变为癫痫。

皮质电图监测下,将脑癫痫源病灶切除,约有半数以上的病人可获得良好效果。

◆ 什么是癫痫持续状态?

一次癫痫发作持续 30 分钟以上,或者虽然有间歇期,但是意识不能恢复,反复频繁发作连续 30 分钟以上者,称为癫痫持续状态。若癫痫发作频繁,连续多次频发,间歇期意识恢复,生命体征正常,称为连续性癫痫发作。

◆ 癫痫发作时应如何处理?

①癫痫发作时,首先让患者平卧,用手帕或小毛巾包裹金属匙柄,放在患者上下牙之间,以免抽搐时咬伤舌头。

②将头偏向一侧,避免呕吐物吸入气管引起窒息,以免发生吸入性肺炎。

③癫痫强直痉挛发作期间,注意保持患者自然位置,不可强力按压,以免造成骨折。

④发作时,应立即拨打 120,送医院做进一步治疗。

消化内科常见疾病教育

上消化道出血

上消化道出血是指各种原因引起的食管、胃、十二指肠和胰、胆的出血。根据出血量分为急性大出血和慢性少量出血。急性大出血可见呕血及黑便，同时有头晕、眼花、疲乏、面色苍白，甚至出冷汗、四肢厥冷、脉搏加速、晕厥等症状。慢性小量出血可见黑便或肉眼无黑便，但大便隐血试验阳性。

◆ 引起上消化道出血的主要病因有哪些？

①胃肠道局部病变，如消化道溃疡、急性胃黏膜病变、恶性肿瘤、糜烂性胃炎、门脉高压性胃病等。

②出血性疾病，如过敏性紫癜、血友病、白血病等。

③感染性疾病，如胆道感染性出血等。

◆ 上消化道急性出血期应注意哪些事项？

①轻者卧床休息，下床上厕所、坐起、站立时，动作需缓慢。有活动性出血需绝对卧床休息，在床上大小便，注意保暖，呕血时头偏向一侧，防止呕吐物吸入气管内。呕血时，及时漱口，清洁口腔。

②出血活动期禁食。出血停止后，根据不同的出血原因选择不同饮食。

a. 消化性溃疡出血停止后进食温凉、清淡、无刺激性的流质饮食，以后逐渐给予半流质饮食、软食，给予营养丰富易消化的食物，开始少量多餐，以后改为正常饮食。不吃生拌菜、粗纤维多的蔬菜及刺激性食物，包括酒、咖啡、浓茶以及过甜、过酸饮料等。

b. 肝硬化食管胃底静脉曲张破裂出血停止后进食冷流质饮食，限制钠盐和蛋白质的摄入，避免诱发或加重腹水和肝性脑病。每日限食盐 2g，忌咸制食物。吃花生、苹果、瓜子、排骨等，应细嚼慢咽，避免损伤食管黏膜引起再次出血。

◆ 上消化道出血患者在日常生活中需要注意哪些事项？

①保持情绪稳定，避免精神紧张和焦虑。

②禁烟酒、浓茶、咖啡等对胃有刺激的食物。避免过饥或暴饮暴食；避免食用粗糙食物或过冷、过热、产气多的食物、饮料等。

③积极防治原发病。

④对一些可诱发或加重溃疡病症状，甚至引起并发症的药物应忌用，如水杨酸类等。

⑤如有上腹部不适，呕血、黑便、头晕、心悸、行为异常时，及时到医院就诊。

消化性溃疡

消化性溃疡泛指胃肠道黏膜在某种情况下被胃酸、胃蛋白酶消化而造成的溃疡，发生于食管、胃、十二指肠及胃 – 空肠吻合口附近，其中胃溃疡及十二指肠溃疡最为常见。

◆ 引起消化性溃疡的病因有哪些？

①胃酸和胃蛋白酶分泌过多是溃疡发生的决定性因素，幽门螺旋杆菌

（HP）感染是引起消化性溃疡的常见病因。

②不良生活方式，如长期吸烟、饮酒和喝浓茶、咖啡等。

③药物因素，如长期服用阿司匹林、皮质类固醇等药物。

④急性应激状态，如创伤、烧伤、脑卒中等可引起应激性溃疡。

⑤长期精神紧张、焦虑或情绪波动。

⑥胃运动异常。部分胃溃疡患者存在胃运动障碍，胃排空延缓会对胃黏膜产生损伤。

◆ 消化性溃疡有哪些症状？

①上腹部疼痛，也可出现胸骨后及剑突下疼痛。常呈隐痛、钝痛、胀痛、烧灼样痛。

a. 胃溃疡的典型疼痛多在餐后 1 小时内出现，经 1—2 小时后逐渐缓解，呈进餐 — 疼痛 — 缓解的规律。

b. 十二指肠溃疡典型的疼痛发生于两餐之间或空腹时，可表现为疼痛 — 进食 — 缓解的规律。

c. 值得注意的是，随着"PPI"等胃药的普遍应用，不典型疼痛越来越常见。

②除腹痛外，还有唾液分泌增多、烧心、反酸、嗳气、恶心、呕吐等其他胃肠道症状。

③部分患者可无症状，或以出血、穿孔等并发症作为首发症状。

◆ 预防消化性溃疡需要注意哪些事项？

①进食易消化、无刺激、营养丰富的食物。少吃油炸食物，少摄入生冷、刺激性食物，如浓茶、咖啡等。

②饮食定时定量，细嚼慢咽，以减轻胃肠负担。

③戒烟限酒。

④避免过度劳累，保持心情愉快。注意保暖，因胃部受凉后会使胃的功能受损。

⑤幽门螺旋杆菌阳性者建议抗菌治疗。

⑥长期服用阿司匹林、皮质类固醇等药物者应同时服用胃黏膜保护剂。

慢性萎缩性胃炎

慢性萎缩性胃炎是由于胃黏膜的固有腺体(幽门腺或胃底腺)的数目减少、消失或腺管长度缩短、黏膜厚度变薄而引发的一种慢性胃炎。可分为 A 型(胃体萎缩)和 B 型(胃窦萎缩)。A 型与自身免疫因素有关,B 型和环境因素有关,多数患者属于 B 型。

◆ 萎缩性胃炎与哪些因素有关?

①幽门螺旋杆菌感染使胃黏膜病变经久不愈而发展为慢性浅表性胃炎,部分可进展为慢性萎缩性胃炎。

②烈性酒、浓茶、浓咖啡、高盐食物等刺激性物质及粗糙食物摄入过多,可导致胃黏膜的反复损伤。

③药物因素,如非甾体类抗炎药,如阿司匹林、对乙酰氨基酚、吲哚美辛、布洛芬等可破坏胃黏膜屏障,引起慢性胃黏膜损害。

④各种能导致胆汁反流的疾病以及吸烟均可破坏胃黏膜,造成慢性炎症。

⑤胃黏膜营养因子,如胃泌素、表皮生长因子缺乏,以及各种引起胃血流量不足的疾病,如心力衰竭、尿毒症、肝硬化合并门脉高压、甲状腺疾病等均可引起胃黏膜萎缩。

⑥长期精神紧张,生活不规律及不能适应环境变化,可引起支配胃的神经

功能紊乱,使胃液分泌和胃的运动不协调,产生胃炎甚至萎缩性胃炎。

⑦高龄者的胃黏膜小血管管腔狭窄,导致胃黏膜营养不良,胃的分泌功能下降而萎缩。

⑧免疫遗传因素主要见于胃体萎缩型胃炎。

◆ 如何治疗萎缩性胃炎?

①根除幽门螺旋杆菌可使胃内炎症消除,部分萎缩及肠化可能好转。

②进食易消化、营养丰富的食物。进食时要细嚼慢咽,定时定量。过酸、过辣等刺激性食物及生冷不易消化的食物应尽量避免。少喝浓茶(可饮用清淡绿茶)、浓咖啡等有刺激性的食物。戒烟限酒。

③遵照医嘱,按时服药,不可随意停药或减量。

④保持精神愉快,避免过度劳累或精神抑郁,以免造成幽门括约肌功能紊乱,胆汁反流,以及胃的神经功能紊乱而发生慢性胃炎。

⑤适量补充叶酸、维生素 C、大蒜素、茶多酚等可预防胃癌。

⑥定期门诊复诊,如有不适,及时到医院就诊。

> **相关知识**

— 萎缩性胃炎的常用药物治疗 —

①保护胃黏膜药物:铝碳酸镁、替普瑞酮、吉法酯、瑞巴派特、果胶铋等。

②对症治疗药物:制酸剂,如奥美拉唑等;促胃肠动力药物,如莫沙必利等;助消化药物,如胰酶制剂等;抗抑郁及焦虑药物,如黛力新等;伴有贫血者应用铁剂或叶酸、维生素 B_{12}。

③中成药:胃复春片、养胃冲剂、温胃舒胶囊、三九胃泰等。

胃－食管反流病

胃－食管反流病是由于胃、十二指肠内容物异常反流至食管而引起反酸、烧心等症状的疾病，根据是否导致食管炎分为反流性食管炎及非糜烂性反流病（也叫内镜下阴性反流病）。

◆ 胃－食管反流病的发病与哪些因素有关？

①食管下括约肌功能失调导致反流物损伤食管黏膜。妊娠、肥胖、慢性便秘及剧烈咳嗽引起的食管裂孔疝及腹内压增高以及某些激素、食物（如巧克力）及药物（如安定、钙通道阻滞剂等）均可引起食管下括约肌功能失调。

②吸烟及饮酒会导致食管黏膜的损害。

③某些免疫性疾病，如干燥综合征和硬皮病可引起胃－食管反流病。

④过度劳累、精神紧张、焦虑都可引起症状性胃食－管反流病。

◆ 胃－食管反流病有哪些症状？

①典型食管症状：反流、烧心。反流是指胃内容物在无恶心和不用力的情况下反流入口腔。有酸味时称为反酸。烧心是指胸骨后或剑突下的烧灼感，常由下至上延伸，多在餐后一小时出现，平卧、弯腰或腹压增高时易发生。

②非典型症状：胸骨后疼痛、异物感和吞咽困难。有严重食管炎或食管溃疡时可出现吞咽困难，这是由酸性反流物刺激食管黏膜引起的。反流物也可引起食管痉挛性疼痛，由于食管痉挛或功能紊乱，部分患者可出现吞咽困难。

③食管以外的刺激症状,如咳嗽、哮喘、咽喉炎、龋齿、癔症(咽喉部异物感)。

◆ 如何预防胃－食管反流病?

①休息时将床头(非垫枕)抬高 15—20cm, 这对夜间平卧时的反流甚为重要,利用重力来清除食管内的刺激物。避免在生活中做长久增加腹压的各种动作和姿势,包括穿紧身衣及束紧腰带,以减少反流。

②注意饮食。少吃多餐,睡前不宜过多进食。戒烟、戒酒。高脂肪食物、巧克力和咖啡、浓茶可降低食管下压力引起反流,故应避免进食。

③控制体重。过度肥胖会增大腹压而引起反流。

④遵照医嘱,按时服药。注意监测药物的不良反应。

❯ 相关知识

— 胃－食管反流病的常用药物治疗 —

①抑酸治疗

a.质子泵抑制剂,如奥美拉唑、兰索拉唑和泮托拉唑,应在餐前 30 分钟服用,疗程 8—12 周。

b.H2 受体阻滞剂,如西咪替丁、雷尼替丁、法莫替丁及尼扎替丁,应在餐中或餐后服用,适用于轻度反流病。

②促动力药,如多潘立酮、莫沙比利,应在餐前 30 分钟服用。单独应用效果欠佳,需与抑酸药合用。

③停药后胃－食管反流病复发率较高,需维持治疗,一般推荐质子泵抑制剂。

胃息肉

胃息肉是指胃黏膜表面存在的隆起物,通常来源于上皮层。较小时常无明显症状,一般都是在胃肠钡餐造影、胃镜检查或其他原因手术时偶然发现。

◆ 胃息肉是怎样引起的?

①增生性息肉与胃内幽门螺旋杆菌感染相关。

②胃底腺息肉病因不明,可能与幽门螺旋杆菌感染相关。

③腺瘤样息肉病因不明,部分与家族遗传有关。

◆ 胃息肉有哪些症状?

①早期或无并发症时多无临床症状。有症状时常表现为上腹隐痛、腹胀、不适,少数可出现恶心、呕吐。

②合并糜烂或溃疡者可有上消化道出血,多表现为粪潜血试验阳性或黑便,呕血较为少见。

◆ 胃息肉如何治疗?

一些小的胃底腺息肉、炎性息肉可随访观察,大于 0.5cm 者或者胃腺瘤样息肉可进行内镜下治疗。

◆ 胃息肉术后应注意哪些事项?

①避免用力及剧烈运动。

②根据手术方式及术中情况,术后禁食 6—24 小时。从流质、半流质逐步过渡到固体食物。恢复期间,避免辛辣刺激性食物及浓茶、咖啡、酒。

③内镜治疗后形成胃黏膜创面,需口服制酸剂及胃黏膜保护剂,根据创面大小及深浅情况口服药物治疗 1—2 个月。

④注意观察大便颜色及腹痛情况,如有不适及时就医。

⑤增生性息肉患者需根除幽门螺旋杆菌,腺瘤样息肉患者需定期(1—2年)复查胃镜。

酒精性肝病

酒精性肝病是由于长期大量饮酒导致的肝脏疾病。初期通常表现为脂肪肝,进而可发展成酒精性肝炎、肝纤维化和肝硬化。

◆ 酒精性肝病的高危因素有哪些?

酒精性肝病的高危因素主要为酗酒。肥胖、肝炎病毒感染、遗传因素等为易感因素。

◆ 酒精性肝病有哪些症状?

酒精性肝病可无症状,或有右上腹胀痛、食欲不振、乏力、体重减轻、黄疸等，随着病情加重，可有精神症状和蜘蛛痣、肝掌等表现。

◆ 酒精性肝病在日常生活中应注意哪些事项？

①做到起居有规律，劳逸结合，避免过度劳累。并发肝性脑病及上消化道出血的患者应注意卧床休息。肥胖患者在合理饮食、戒酒的基础上坚持运动。

②给予高热量、高蛋白、高维生素、低脂饮食。肝功能显著损害或出现肝性脑病先兆时，应限制蛋白质的摄入。多进食新鲜蔬菜和水果，补充足够的维生素。有腹水者应低盐或无盐饮食，少吃含钠食物，如咸肉、酱菜等。腹胀明显的患者，应少喝牛奶，少进食豆类等产气食物。避免进食刺激性强、粗纤维多和较硬的食物，防止损伤曲张的食管胃底静脉导致上消化道出血。

③按时服药，不可随意停药或换药。避免应用损害肝脏的药物。

④门诊定期复诊，复查肝功能。有不适及时到医院就诊。

非酒精性脂肪性肝病

非酒精性脂肪性肝病是指除酒精和其他明确的肝脏损害因素所致的肝细胞内脂肪过度沉积的疾病，包括单纯性脂肪肝、非酒精性脂肪性肝炎及其相关肝硬化和肝癌。

◆ 引发非酒精性脂肪性肝病的原因有哪些？

①原发性非酒精性脂肪性肝病与胰岛素抵抗和遗传有关，如肥胖、糖尿病、高脂血症等代谢综合征。

②继发性非酒精性脂肪性肝病由某些特殊原因所致，如营养不良，胃肠外营养，减肥手术后体重急剧下降，药物、环境和工业毒物中毒等。

◆ 非酒精性脂肪性肝病的主要症状有哪些？

①多无自觉症状，部分患者可有乏力、消化不良、肝区隐痛、肝脾肿大等非特异性症状。

②可有体重超重和（或）内脏性肥胖、空腹血糖增高、血脂紊乱、高血压等代谢综合征相关症状。

◆ 非酒精性脂肪性肝病患者在日常生活中应注意什么？

①必须控制饮食，减少碳水化合物的摄入，坚持中等量的有氧运动等非药物治疗措施，严格控制体重和血糖、血脂。

②选择清淡、易消化、低脂、富含营养的食物。采用合适的烹饪方法，如蒸煮等，避免进食煎、炸食物，这对脂肪肝的治疗有很大的好处。

③遵照医嘱，按时服药，不可随意停药或更换药物。

④定期门诊复诊，复查肝功能，若有不适及时到医院就诊。

❯ 相关知识

— 消瘦体型者肯定不会得脂肪肝吗 —

脂肪肝并非肥胖者的专利，消瘦的人同样可能出现脂肪肝，比如快速减肥的人、长期处于饥饿状态的人。机体需要动员组织内的脂肪，肝脏无法消耗过多脂肪，便积存起来，从而出现营养不良性脂肪肝。

急性胰腺炎

急性胰腺炎是多种病因导致胰酶在胰腺内被激活后引起胰腺组织自身消化、水肿、出血甚至坏死的炎症反应，可伴有其他脏器功能改变。

◆ 引发急性胰腺炎的病因有哪些？

①胆道梗阻。胆石症（包括胆道微结石），胆道蛔虫，胆道肿痛，炎症致狭窄。

②酒精。长期饮酒或者一次暴饮暴食均可引起胰腺炎。

③代谢性疾病。可与高钙血症、高脂血症等有关。

④十二指肠疾病。十二指肠液反流（剧烈呕吐、肠系膜上动脉压迫）、球后溃疡、十二指肠乳头憩室炎可直接波及胰腺。

⑤外伤。外伤可致胰腺破裂导致急性重症胰腺炎。

⑥感染。继发于流行性腮腺炎、甲型流感等病毒细菌感染，一般病症较轻。

⑦药物。某些药物可致胰腺炎，如噻嗪类利尿剂、硫唑嘌呤、糖皮质激素、磺胺类等。

◆ 急性胰腺炎有哪些症状？

急性胰腺炎的主要症状为腹痛、恶心、呕吐、发热，出血坏死型胰腺炎患者可出现休克、高热、黄疸、腹胀以至肠麻痹、腹膜刺激征以及皮下瘀斑等症状。

①腹痛为急性胰腺炎最早出现的症状，往往在暴饮暴食或极度疲劳之后发生，多为突然发作。疼痛位于上腹正中或偏左，为持续性进行性加重，似刀割

样,向背部、肋部放射。若为出血坏死性胰腺炎,发病后短时间内即发展为全腹痛、急剧腹胀,同时出现轻重不等的休克。②恶心、呕吐可频繁发作。③可出现不同程度的体温升高。④低血压及休克见于重症胰腺炎。

◆ 急性胰腺炎急性期应注意哪些事项?

①急性期需禁食、禁水,以减少胰液分泌,减轻胰腺自身消化程度,从而利于病情好转。

②病情稳定时,发热、腹痛、腹胀消失,炎性指标好转,开始给予流质饮食,如米汤、果汁、菜汤和藕粉等。少量多餐,每日 5—6 餐,每次大约 50mL,若没有不适可逐渐增量。

③病情明显好转时,可改为半流质饮食,先是无脂质饮食,如藕粉、稀面条、稀饭、小米粥和少量青菜等,进餐量仍要小,每次 100—200mL 左右。随着病情的进一步好转,在无脂质饮食的 2—3 天后,给予低脂的半流质饮食,如豆浆、脱脂牛奶、大米粥、汤面等。坚持少量多餐原则,每日 4—6 餐,每餐进食量可酌情增加。

◆ 急性胰腺炎患者在出院后应注意哪些事项?

①去除病因。胆源性胰腺炎患者应积极治疗胆道结石。酒精性胰腺炎患者,首先要禁酒。暴饮暴食所致胰腺炎患者,应避免重蹈覆辙。高脂血症引起的胰腺炎患者,应长期服降脂药,并摄入低脂、清淡食物。

②出院后的半年内,饮食以低脂软食为主,如稠稀饭、软面条、米饭、馒头等,可吃些用植物油炒的青菜,鸡蛋、豆制品等含蛋白食物可少量吃,饭后可吃少量水果。但动物油要予以限制,饮食总量要控制,每日主食量不超过 350g。

③出院半年后,可改为普通饮食,但仍要避免进食辣椒等刺激性食物,避免喝浓茶、咖啡等刺激性饮品,少吃产气或引起腹胀的食物,如大豆、红薯、韭菜等。少吃高脂肪食物,禁止饮酒,避免暴饮暴食,防止胰腺炎复发。

④饮食定时定量,每日 4—6 餐。多次而少量进食,可减少对胰腺的分泌。

⑤定期门诊复诊。胰腺炎恢复期，炎症只是局限化了，而炎性渗出物往往需要 3—6 个月才能完全被吸收。在此期间，有些患者可能会出现胰腺囊肿、胰瘘等并发症。若出现腹部肿块不断增大，伴腹痛、腹胀、恶心、呕吐等症状，需及时到医院就诊。

⑥加强营养，帮助胰腺恢复功能。如胰腺的外分泌功能无明显损害，可以进食以碳水化合物及蛋白质为主的食物，减少脂肪的摄入。如胰腺外分泌功能受损，则可在胰酶制剂的辅助下适当地加强营养。

便　秘

◆ 判断便秘的标准是什么？

至少 6 个月，近 3 个月不使用轻泻药物几乎无松软大便，且具有以下症状并符合其中两点者：①排便费力；②块状大便或坚硬大便；③有排便不尽感；④排便时有梗阻感或阻塞感；⑤排便需要用手帮助，如手指抠大便、盆底压迫；⑥每周排便少于 3 次。

◆ 哪些便秘应特别警惕？

①中年以上便秘患者，如果排便习惯改变，或有进行性便秘，应当警惕结肠癌。

②急性便秘伴呕吐、腹胀、肠绞痛者，应当考虑肠梗阻。

③便秘伴慢性腹痛，有铅接触史者，可能为慢性铅中毒。

④便秘与腹泻交替，并伴有腹痛，常见于腹腔结核、结肠肿瘤、炎症性肠病。

⑤粪块细小、分节，呈羊粪状，常为结肠痉挛或肠易激综合征。

⑥便秘伴腹部包块者,应当注意肠梗阻、肠套叠、肠肿瘤、腹腔结核克罗恩病等。

⑦便秘史较长,又无其他不适及阳性体征,年龄在中年以上者,可能是习惯性便秘。

◆ 便秘的治疗方法有哪些?

①保持良好的生活习惯。养成定时大便的习惯。每天晨起早饭后或睡前按时解大便,不论有无便意都要按时去厕所。坚持体育运动能够改善胃肠道蠕动,增强腹部和会阴部肌肉的肌力,有利于老年人保持大便通畅。

②保持综合的饮食习惯。每天早晨起床后饮一杯温白开水或加入少许食盐的白开水,可以增加消化道水分,有利于排便。平时多吃含纤维素的新鲜蔬菜水果,常食用蜂蜜、淀粉,多食用含 B 族维生素丰富的食品。

③药物治疗。上述措施仍然不能改善便秘症状时,可以适量服用缓泻剂,或用开塞露灌肠等,但需要在医生指导下进行,切不可盲目使用,以免造成不良后果。

④手术治疗。长期顽固性便秘严重影响生活、工作者,可以考虑手术治疗,必须在专科医院手术,严格掌握手术适应症。术前应当行结肠运输试验、排粪造影等检查,进一步明确顽固性便秘的原因,以指导手术方式的选择。

◆ 如何预防便秘?

①多吃富含粗纤维的蔬果。早、晚空腹吃一个苹果,或每餐前吃 1—3 根香蕉。

②主食不要过于精细,应适当吃些粗粮。

③晨起空腹饮用一杯淡盐水或蜂蜜水,配合腹部按摩或转腰,让水在肠胃内振动,以加强通便作用。全天多饮凉开水,以润肠通便。

④进行适当体力活动,加强体育锻炼。如仰卧屈膝、深蹲起立、骑自行车等,都能加强腹部运动,促进胃肠蠕动,有助于排便。

⑤保持心情舒畅,生活有规律。每晚睡前,按摩腹部,养成定时排便的习惯。

PART 8 第8章

普外科常见疾病教育

PUWAIKE CHANGJIAN JIBING
JIAOYU

阑尾炎

阑尾炎指发生在阑尾的炎症反应，分为急性阑尾炎和慢性阑尾炎。急性阑尾炎是外科常见病，是最多见的急腹症之一。

◆ 急性阑尾炎的临床表现有哪些？

①转移性右下腹痛。疼痛开始于上腹部或脐周，位置不固定，数小时后（6—8小时）转移并固定于右下腹。

②胃肠道症状。发病早期可能有恶心、呕吐、腹泻等胃肠道症状。

③全身症状。严重时可出现中毒症状，心率增快，发热达38℃左右，阑尾化脓穿孔时体温可达39—40℃，发生门静脉炎时可出现寒战、高热和轻度黄疸。

◆ 急性阑尾炎的常见病因有哪些？

①阑尾管腔阻塞。这是急性阑尾炎最常见的病因，主要有淋巴滤泡的明显增生、粪石、异物、炎症狭窄、肿瘤等。

②细菌入侵。致病菌多为肠道内的各种革兰阴性杆菌及厌氧菌。

◆ 阑尾炎的手术治疗方式有哪些？

①传统开腹手术：切口较大，术后并发切口感染概率大，术后恢复缓慢，正逐渐被淘汰。

②腹腔镜下手术切除：微创手术，切口小，美观，痛苦轻，术后恢复快，术

中能检查得更全面彻底，能发现开腹手术不能发现的隐匿病灶，逐渐取代开腹手术。

◆ 阑尾炎术后需要注意哪些事项？

①饮食指导

a. 术后患者一般需禁食，等肠功能恢复和肛门排气后，开始喝少量温开水。若无不适，可进食流质，如米汤、瘦肉汤等，以后逐渐过渡到半流质、软食、普食，注意每餐不宜过饱。

b. 进食清淡、营养丰富和易于消化的食物，不宜过早饮用牛奶以及含高糖分的易胀气食品。

c. 年老体弱的患者应适当延长吃流质、半流质的时间，以利于消化，而普通患者在病情稳定好转后，可给予普通饮食。

②术后护理

a. 术后麻醉未清醒时，应去枕平卧位，头偏向一侧。清醒后即可垫枕，可取半坐卧位，减少腹部张力，减轻疼痛。

b. 术后早期多下床活动，以促进肠蠕动恢复，防止肠粘连发生。连续硬膜外麻醉轻症患者术后 6 小时即可下床活动，全麻病人意识转清后可尽早活动。重症患者应在床上活动，待病情稳定后及早下床活动。

❯ 相关知识

— 阑尾炎如何诊断 —

根据患者的病史（如典型的转移性右下腹疼痛）、查体（右下腹麦氏点压痛、反跳痛及腹肌紧张）以及一些必要的辅助检查（如血常规、腹腔 B 超等）。

◆ 阑尾炎患者出院后应注意哪些事项？

①劳逸结合,积极参加体育锻炼,增强体质,提高免疫力。

②保持良好的生活习惯,注意饮食卫生,饭后不做剧烈活动,尤其跳跃、奔跑等。

③阑尾炎保守治疗者,再次发作时应积极手术治疗。

④若出现腹痛或不适,及时到医院就诊。

腹股沟斜疝

腹股沟斜疝指内容物从腹壁下动脉外侧的腹股沟管内环突出,经过腹股沟管,再穿出腹股沟外环,进入阴囊。

◆ 引起腹股沟斜疝的病因有哪些？

引起腹股沟斜疝的病因很多,主要是腹部强度降低,以及腹内压力增高。老年人肌肉萎缩,腹壁薄弱,而腹股沟区更加薄弱,再加上血管、精索或者子宫圆韧带穿过,给疝的形成提供了通道。此外,老年人多有咳嗽、便秘、前列腺增生所致的排尿困难等情况,致使腹压升高,为疝的形成提供了动力。

◆ 腹股沟斜疝的主要临床表现有哪些？

腹股沟斜疝的体征为腹股沟区可复性包块。包块还纳后,患者咳嗽时,手指伸入腹股沟外环可有膨胀性冲击感。包块突出时,平卧或手法推挤不能回复包块。患者明显腹痛,哭闹不安,继而出现呕吐、腹胀、便秘等肠梗阻症状。

◆ 腹股沟斜疝的治疗方法有哪些?

①非手术治疗。1 岁内婴儿,可通过穿丁字裤、手法复位等方法,防止疝内容物突出。多次发生嵌顿者应尽早手术治疗。

②手术治疗。a. 疝囊高位结扎术。b. 疝修补术:有传统开放手术、无张力修补以及腹腔镜下修补术;其中腹腔镜下修补正逐步成为首选方式。腹腔镜下修补不仅具备了微创手术创伤小、恢复快,还具有更小的复发率以及优良的舒适感等优点,被广大医患所喜爱。

◆ 腹股沟斜疝术后需要注意哪些事项?

①多饮水,多吃粗纤维蔬菜、水果,预防便秘,注意维持二便通畅。

②术后需尽早下床活动,采取腹腔镜下修补的可以当日下床活动。

③保持切口敷料干燥,如有阴囊血肿及时汇报医生。

④避免大笑、大哭、咳嗽等增加腹压的活动。

◆ 腹股沟斜疝患者出院后需要注意哪些事项?

①注意适当活动,避免感冒,避免剧烈活动,注意有无复发。

②门诊随访。2 周后门诊复诊,若切口出现红肿、疝复发等情况,及时到医院就诊。

下肢静脉曲张

下肢静脉曲张是指下肢浅表静脉发生扩张、延长、弯曲成团状,晚期可并发慢性溃疡的病变,多见于长时间负重或站立工作者,肥胖者也易发生。

◆ 下肢静脉曲张的主要症状有哪些?

下肢静脉曲张的主要表现为下肢浅静脉蜿蜒扩张迂曲。早期仅在长时间站立后感到小腿肿胀不适,若病情持续发展,深静脉和交通静脉瓣膜功能破坏后,可出现踝部轻度肿胀和足靴区皮肤营养不良的变化,包括皮肤萎缩、脱屑、瘙痒、色素沉着、皮肤和皮下组织硬结,甚至湿疹和溃疡形成。

◆ 下肢静脉曲张的治疗方式有哪些?

①非手术治疗。适用于病变局限性症状较轻者,妊娠妇女以及症状虽明显但不能耐受手术者。患者穿弹力袜或使用弹力绷带,可使曲张静脉处于萎瘪状态。

②手术治疗。这是治疗下肢静脉曲张的根本方法。原则为高位结扎大隐静脉或小隐静脉,剥脱曲张的大隐静脉或小隐静脉,结扎功能不全的交通静脉。目前新的治疗方法有腔内激光闭合术或射频治疗,创伤小、恢复快、并发症少。

◆ 下肢静脉曲张患者术前与术后的注意事项有哪些?

①术前晚 10 点后禁食、禁水。

②术后 6 小时,如无恶心、呕吐等不适,可进食流质或半流质,并逐渐过渡到普食。注意饮食多样化且营养丰富,注意摄取多种维生素及微量元素,以加速伤口愈合,保证水分的摄入,保持大小便通畅。

③患肢予以弹力绷带包扎,包扎不宜过松过紧,以插入一指为宜。

④病情允许时,可在术后 6—24 小时内下床活动,逐渐增加活动次数和时间。卧床时抬高患肢 20—30°,有利于静脉回流。

⑤保持心情舒畅,保证充足的睡眠,尽量卧床休息。

◆ 下肢静脉曲张患者在日常生活中应注意哪些事项?

①术后 3 个月内避免负重、剧烈运动,避免长时间站立或静坐,避免穿过紧的衣服,腰带不宜过紧,防止静脉回流障碍。

②正确穿弹力袜,每天穿弹力袜 10 小时以上,一般坚持 3—6 个月。弹力袜不可绞干,不可暴晒,以延长使用时间。

③定期门诊复查,开始时为出院后 1 个月一次,逐渐改为 3 个月一次,半年后改每半年一次,如出现伤口有分泌物或红、肿、热痛,患肢肿胀等情况,应立即到医院就诊。

胆石症

胆石症是指胆囊和胆总管发生结石,是胆道系统的常见病、多发病。

◆ 引起胆石症的主要病因是什么?

胆石症主要与胆道感染、代谢异常、致石基因等因素有关。

①胆道感染。胆汁瘀滞、细菌或寄生虫入侵等引起胆道感染时,易致胆红素结石形成。

②胆管异物。虫卵或成虫的尸体可成为结石的核心,促发结石形成;胆道手术后的手术线结或 Oddi 括约肌功能紊乱时,食物残渣随肠内容物反流入肠道成为胆石形成的主因。

③胆道梗阻。胆道梗阻引起胆汁滞留,滞留于胆汁中的胆色素在细菌作用

下分解为非结合胆红素,形成胆色素结石。

④代谢因素。脂类代谢异常可引起胆汁的成分和理化性质发生变化,使胆汁中的胆固醇呈过饱和状态并析出、沉淀、结晶而形成结石。

⑤致石基因及其他因素。近年来的研究表明,胆囊结石可由多种未确定的基因及环境因素相互作用所致。按结石组成成分的不同分为胆固醇结石、胆色素结石和混合型结石。

❖ 胆石症的临床症状有哪些?

①胆囊结石。表现为突发的右上腹阵发性剧烈绞痛,可向右肩部、肩胛部或背部放射。常发生于饱餐、进食油腻食物或睡眠时。常伴恶心、呕吐、腹胀、腹部不适等非特异性的消化道症状。

②胆管结石。当结石阻塞胆道并继发感染时,可表现为典型的腹痛、寒战、高热和黄疸。

❖ 胆石症的治疗方法有哪些?

单纯的胆囊结石,结石直径大于1cm或胆囊壁厚大于4mm,需要做腹腔镜下胆囊切除术。胆总管结石传统的治疗方法为开腹胆总管切开取石T管引流术。随着腹腔镜和微创技术的发展,微创治疗胆总管结石已经成为一种趋势,逐步取代传统方法而成为治疗胆总管结石的主要方法。

❖ 胆石症术后需要注意哪些事项?

①腹腔镜胆囊摘除手术的患者麻醉清醒后,应鼓励其早期下床活动。部分患者会有腹胀的感觉,那是因为手术中注入腹腔的二氧化碳气体没有完全排除,随着活动气体会慢慢吸收,症状逐渐消失。

②胆管结石行胆总管切开取石T管引流指导

a.术后会持续带有T管。术后2周左右可以练习夹闭T管。一般在餐前夹管，餐后放开。如果无不适，可以逐渐延长夹管时间，直至 24 小时夹管。如果夹管感到上腹部不适，说明胆道不畅，结石未取净，应将 T 管及时开放。T 管常规需要放置 4—8 周至腹壁窦道形成。

b. 妥善固定好 T 管，防止滑脱。可以考虑做一个比较窄的腹带加以固定，也可以为引流袋配一个袋子，方便活动，避免活动时牵拉到管道。

◆ 胆石症患者在日常生活中应注意什么？

①饮食宜细软、富有营养，以瘦肉、鱼、豆制品、蔬菜、水果为宜；少吃含高脂肪、高胆固醇的动物内脏、肥肉、油炸食品，尽量不吃油煎荷包蛋，以免诱发胆绞痛；忌食辛辣、酒等刺激性食物，少吃多餐。

②胆囊炎发作时可以服用利胆消炎类药物，或直接至医院就诊。中老年患者尤其合并有糖尿病、心脑血管等慢性疾病的患者，更应尽早择期接受手术治疗，以避免急性发作导致病情危重、治疗风险大增。

③定期 B 超检查，若右上腹剧痛，伴有恶心、呕吐、发热甚至出现黄疸，应及时到医院就诊。

乳腺纤维腺瘤

乳腺纤维腺瘤是乳腺疾病中最常见的良性肿瘤，可发生于青春期后的任何年龄，多在 20—30 岁之间。此病与雌激素刺激有关，因此很少发生在月经来潮前或绝经期的女性。单侧或双侧乳腺均可发生，少数可发生恶变，一般为单发，但有 15%—20% 的病例可以多发。

◆ 引起乳腺纤维腺瘤的病因有哪些?

乳腺纤维腺瘤主要是因为小叶内纤维细胞对雌激素的敏感性异常增高,可能与纤维细胞所含雌激素受体的量或质的异常有关。

◆ 乳腺纤维腺瘤的主要表现有哪些?

除肿块外,乳腺纤维腺瘤患者常常无明显的自觉症状。肿块增大缓慢,质似硬橡皮球的弹性感,表面光滑,易于推动。

◆ 乳腺纤维腺瘤术后需要注意哪些事项?

手术切除是治疗乳腺纤维腺瘤唯一有效的方法,包括传统切除术和微创旋切术。

①注意保护切口,注意敷料有无渗血,若有大量渗血及时通知医生。术后第二天即可佩戴文胸,减轻切口张力。保持引流管通畅,妥善固定。

❯ 相关知识

— 如何正确地对乳房进行自我检查? —

①双手向上举起,仔细观察乳房的外观、大小和形状有没有异常变化,观察乳房的颜色以及双乳是否对称,最后查看一下乳头有无溢液或者血液流出。
②双手叉腰,然后再举起,重复第一步的查看内容。

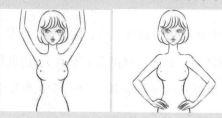

③抬起一侧手臂,看看另一侧乳房是否会随之上抬,并且检查一下乳房上部与腋窝的结合处是否正常。用力按压使胸部的肌肉紧张起来,然后进行观察,看看乳房是否有不同于以往的线条(如有异物突起)。

④并拢除拇指外的其余四指,在乳房上滑动,以画圈的方式或先从内侧滑动到外侧,再从外侧滑动到内侧。如果滑动被卡住,则可能有肿块。

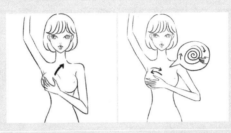

⑤身体仰躺,把坐垫放在一侧胸部的下面,然后用除大拇指以外的四指沿着胸部移动,检查乳房有无肿块。

⑥身体平躺,把四指放到腋下,检查有无肿块,然后把手移到乳房,稍微用力抓乳晕,观察有无溢液流出。

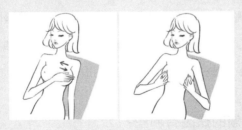

检查时间:月经正常的妇女,月经来潮后第 7—10 天是乳腺检查的最佳时间,此时雌激素对乳腺的影响最小,乳腺处于相对静止状态,容易发现病变。在哺乳期发现的肿块,如怀疑为肿瘤,应在断乳后再进一步检查。

②一周后切口愈合良好,方可沐浴,定期进行乳房自检。

乳腺癌

乳腺癌是发生在乳腺腺上皮组织的恶性肿瘤。女性乳腺是由皮肤、纤维组织、乳腺腺体和脂肪组成的,乳腺癌患者中 99% 为女性。

◆ 乳腺癌的症状有哪些?

①早期症状:患侧乳房出现无痛、单发的小肿块,肿块质硬,表面不光滑,与周围组织分界不清,在乳房内不易被推动。随肿瘤增大,可出现"酒窝征""橘皮样改变"等。部分病人不表现乳房肿块,在 B 超检查时被发现乳房内有异常结节,医学上称为"临床不可触及肿块",此类病人常为早期乳腺癌。

②中晚期症状:表现为肿块侵及胸膜、胸肌,固定于胸壁不易推动,皮肤可破溃形成溃疡,转移至肺、骨、肝时,可出现相应的症状。

◆ 引起乳腺癌的病因有哪些?

①乳腺癌的病因尚未完全清楚,研究发现乳腺癌的发病存在一定的规律性,具有乳腺癌高危因素的女性容易患乳腺癌。

②乳腺是多种内分泌激素的靶器官,比如雌激素、孕激素及泌乳素等,其中雌酮及雌二醇与乳腺癌的发病有直接关系。另外,营养过剩、肥胖、脂肪饮食,可加强或延长雌激素对乳腺上皮细胞的刺激,从而增加发病机会。

◆ 乳腺癌术后应注意哪些事项？

①术后自觉胸部有受压感属正常现象，这是胸部伤口加压包扎所致。鼓励咳嗽并予以拍背助排痰，做深呼吸，并取半坐卧位，以缓解不适。加压包扎的目的是预防伤口皮肤与胸壁粘贴不紧而形成死腔，避免伤口不愈合，病人及家属不能擅自解除或松开包扎敷料。

②术后患侧肢体功能锻炼

a. 术后当天屈伸手指，活动腕关节，每次 1—2 分钟，每日 3 次。

b. 术后第 1 天活动手指、腕关节、肘关节，每次 5 分钟，每日 4 次，逐日增加时间及次数。

c. 术后第 5 天主要锻炼肩关节，练习手掌摸对侧肩部及同侧耳部的动作，循序渐进。进而以患侧手掌越过头颈部，并触摸对侧耳廓，并可做手指爬墙运动；或患侧手梳理头发，以锻炼恢复肢体功能，但避免肢体过度外展。

d. 如伤口有植皮者，拆线前不能活动患侧关节，拆线后第 1 天可活动。

③术后一到两年，每 3 个月随访 1 次；第 3 年至第 5 年，每半年随访 1 次；5 年以后，需每年随访 1 次，直至终身。

甲状腺疾病

颈部的喉结，称为甲状软骨，喉结的下方是气管，甲状腺就像一只展翅的蝴蝶骑跨在气管前，蝴蝶的双翼紧抱在气管两侧。正常甲状腺只有 20g 左右，并且非常柔软，看不到、摸不到。

◆ 常见的甲状腺疾病有哪些?

甲状腺是生产甲状腺素的工厂,通常情况下,甲状腺根据人体需要,生产适量的甲状腺素,当身体的需要量与甲状腺素合成之间的平衡被打破时,无论甲状腺素合成过剩还是不足,机体都会发生疾病。常见的甲状腺疾病包括以下几种:

①甲状腺炎症性疾病:急性化脓性甲状腺炎、亚急性甲状腺炎、慢性淋巴细胞性甲状腺炎等。

②甲状腺肿:单纯性甲状腺肿、结节性甲状腺肿。

③甲状腺功能亢进:原发性甲状腺功能亢进、继发性甲状腺功能亢进。

④甲状腺功能减退症。

⑤甲状腺腺瘤。

⑥甲状腺癌:乳头状癌、滤泡状癌、髓样癌、未分化癌。

上述疾病一般独立存在,但是同一患者在疾病发展过程中,可以由一种疾病转化成另一种疾病,或者同时存在2种或2种以上疾病。例如,结节性甲状腺肿、慢性淋巴细胞性甲状腺炎可以合并成甲状腺癌。

❯ 相关知识

— 甲状腺与碘的关系 —

甲状腺能够合成甲状腺素,甲状腺素是人体不可缺少的激素。甲状腺从血液中摄取碘,以此为原料合成甲状腺素,分泌入血,供人体生长发育、机体代谢使用。没有碘,甲状腺就不能合成甲状腺素,如果食物中摄入碘不足,甲状腺合成减少,就会出现甲状腺功能减退;摄入碘过多,甲状腺中碘呈过剩状态,甲状腺也不能顺利合成甲状腺素,还会对甲状腺造成损害。

甲状腺疾病与饮食有关吗?

甲状腺疾病与食物中的碘含量关系密切。在远离海洋的地区,水和食物中含碘量少,在食用加碘盐之前,甲状腺肿的发病率较高,造成地方性甲状腺肿流行。3 个月内的婴儿缺碘,可以导致不可逆的克汀病,患儿出现生长发育不良、智力障碍,甚至成为侏儒。因此,我国于 1996 年实行全民食用加碘盐政策。摄入碘过量也可导致甲状腺疾病,即高碘致甲状腺肿、甲状腺炎等。因此,必须摄入适量碘,才能减少甲状腺疾病的发生。

甲状腺炎有几种类型?

①急性化脓性甲状腺炎。此病由细菌感染引起,比较少见,多发于 15 岁以下儿童,具有典型的红、肿、热、痛、白细胞升高等炎症表现。

②亚急性甲状腺炎。此病病因不明,往往前期有感冒症状,可能与病毒感染有关。多数发病急剧,出现甲状腺疼痛,可伴有全身症状,但不会化脓。局部不红,可有一过性甲状腺功能亢进症状,不需要抗生素治疗,更不能按甲状腺功能亢进治疗。可以使用肾上腺皮质激素治疗,或阿司匹林等解热镇痛药治疗,如果诊断及时、治疗正确,本病可以彻底治愈。

③慢性淋巴细胞性甲状腺炎。此病也叫桥本病,是一种自身免疫性疾病。桥本病患者体内存在抗甲状腺自身抗体,不断破坏自身甲状腺,导致甲状腺功能减退。患者几乎无自觉症状,甲状腺变大、变硬,表面凹凸不平,可伴有压迫感。少数可能合并乳头状癌或滤泡状癌,也可能合并淋巴瘤。本病极少自愈,多数需要终身服药,并定期检查,注意必须要在甲状腺专科医生指导下终身随访。

甲状腺肿有几种类型?

①单纯性甲状腺肿。可以由碘摄入不足、碘生理需要量增加或碘摄入过多引起,如地方性甲状腺肿、青春期甲状腺肿等,调整碘摄入量可以预防此病,青

春期甲状腺肿多数无须治疗。

②结节性甲状腺肿。多由单纯性甲状腺肿发展而来,多数不需要手术。伴有压迫症状,继发甲状腺功能亢进及恶变,影响颈部外观,胸骨后甲状腺肿时,可以手术治疗。

🔷 什么是甲状腺功能亢进?

由于甲状腺合成、分泌过多甲状腺素,进而引发一系列高代谢症状,称为甲状腺功能亢进,简称甲亢,分为原发性、继发性、高功能腺瘤三类。原发性甲亢也叫 Grave 病或巴塞多病。伴有眼球突出、眼球运动受限等眼部异常时,称为巴塞多病。本病多见于女性,属自身免疫性疾病,往往出现心悸、心率加快、高血压、食欲增加等症状,并伴有消瘦、多汗、怕热、皮肤潮湿、脱发、指甲与甲床分离、乏力、兴奋、烦躁不安、月经失调等症状。检查发现甲状腺呈弥漫性增大,基础代谢率升高,血液中甲状腺素升高。

🔷 甲状腺功能亢进如何治疗?

甲状腺功能亢进的治疗方法包括药物治疗、放射性碘治疗、手术治疗。

①药物治疗。以丙基硫氧嘧啶、他巴唑为代表,治疗时间 1—2 年。优点是适用于所有甲亢患者,门诊治疗即可,剂量可以随病情调整。缺点是永久治愈率低,时间长,副作用多。

②放射性碘治疗。优点是口服即可,治愈率高,可重复治疗,副作用少。缺点是有放射性损伤,妊娠或哺乳期禁用,设备要求高,不宜普及。

③手术治疗。优点是治疗时间短,疗效确切,治愈率高。缺点是残留瘢痕,必须住院,受手术技术影响,存在麻醉意外等。

此外,甲状腺手术可能损伤血管、神经、甲状旁腺等,出现严重术后并发症,例如术后窒息、出血、声音嘶哑、饮水呛咳、手足麻木、抽搐、甲亢复发、甲状腺功能减退、甲状腺危象等。随着外科技术的发展,由有经验的甲状腺专科医生进行手术,严重术后并发症已经较少出现。

什么是甲状腺功能减退症?

①甲状腺功能减退症是指甲状腺功能不足使甲状腺合成、分泌减少,与甲亢是截然相反的疾病。可因碘缺乏、碘过剩、桥本病、甲亢治疗过度或手术引起。表现为对周围事物淡漠、无欲、倦怠、嗜睡、健忘、畏寒、皮肤干燥、周身浮肿。去除病因,合理治疗,完全可以维持甲状腺功能在正常水平。

②呆小症又称克汀病,是先天性甲状腺发育不全或功能低下造成幼儿发育障碍的代谢性疾病,主要表现为生长发育过程明显受到阻滞,特别是骨骼系统和神经系统。呆小症患儿出生时身高、体重可无明显异常,至3—6个月时,出现明显症状。如果在出生3个月左右明确诊断,开始补充甲状腺素,可使患儿发育基本正常。一旦诊断过晚,贻误早期治疗,治疗很难见效。

如何治疗结节性甲状腺肿?

大部分结节性甲状腺肿没有任何症状,一般不需要手术治疗,但是结节不能自愈,即使用药也极少消失,而且有恶变的可能。因此,不能忽视,必须门诊随访观察。当出现压迫症状,继发甲亢,恶变,影响颈部外观,胸骨后甲状腺肿,应当手术治疗。

如何治疗甲状腺癌?

甲状腺癌的常规治疗方法包括手术、内分泌治疗、碘131内放疗等。由于多数甲状腺癌是预后良好的“温和癌”,彻底手术加内分泌治疗,能够获得良好疗效。对于手术无法彻底切除的晚期甲状腺癌或未分化甲状腺癌,可以采取外放疗和化疗,高分化甲状腺癌无法彻底切除时,可以用碘131内放疗,化疗仅对个别未分化甲状腺癌有一定疗效。近年来,兴起的靶向治疗为难治性甲状腺癌提供了新的治疗方法。

◆ 甲状腺癌术后应注意哪些事项？

①注意休息,劳逸结合。适当锻炼,增强体质,在 3 个月内避免重体力活动。

②注意少食含碘的食物,如海带、紫菜、带鱼、贝壳类海鲜等。

③甲状腺切除的患者应按照医嘱按时足量口服左甲状腺素片,以达到内分泌治疗目的,预防肿瘤复发。不可擅自停药或改变剂量。

④颈淋巴结清扫术者切口愈合后可进行肩关节和颈部功能锻炼,至少持续至出院后 3 个月。

⑤门诊随访,在出院后 2 周需要复诊。

⑥碘 131 治疗的注意事项:治疗量的碘 131 对分化型甲状腺癌病灶、残存的甲状腺组织、邻近器官的其他可摄碘的正常组织器官形成直接辐射损伤,导致不同程度的放射性炎症反应。治疗后短期(1—15 天)内常见的不良反应包括乏力、颈部肿胀和咽部不适、口干甚至唾液腺肿痛、味觉改变、鼻泪管阻塞、上腹部不适甚至恶心、泌尿道损伤等,上述症状多见于碘 131 治疗第 1—5 天,常常自行缓解。碘 131 治疗前须停用优甲乐或甲状腺素片 4—6 周左右,忌碘饮食 2—4 周,忌海产品及含碘丰富的食品与药品,2—4 周体内促甲状腺激素升高,以促进病灶对 131 碘的摄取。

◆ 甲状腺癌的预后怎样？

一提到癌症,人们往往与死亡联系到一起,认为患了癌症,离死亡就不远了,因而对癌症产生恐惧。分化型甲状腺癌与其他癌症不同,是人体所有癌症中预后较好的一种,只要治疗及时、治疗方法恰当,95% 的分化型甲状腺癌可以治愈。

未分化甲状腺癌是极其凶险、发展迅速的恶性肿瘤,且未分化癌无摄碘能力,常规治疗或化疗疗效甚微,死亡率极高。

痔　疮

　　肛门内外突起的柔软肿物叫痔疮,痔疮以齿状线为界,分为外痔、内痔及混合痔。齿状线是肛门与直肠的分界线,距离肛门缘 3—4cm,形如锯齿。发生在齿状线上的叫内痔,发生在齿状线下的叫外痔,横跨齿状线上下的叫混合痔。

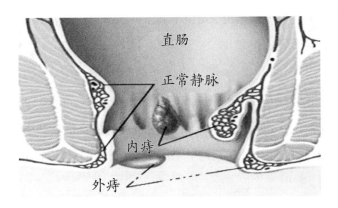

　　◆ 痔疮的主要症状有哪些?

　　痔疮的常见症状是大便时肛门出血,严重时有柔软肿物脱出,肛门潮湿、瘙痒,或肛门外有肿物,疼痛。早期内痔大便时肛门出血,血量较多,血色鲜红,有时点滴而下,有时呈喷射状,无疼痛和其他不适,有一定周期性。内痔发展到中期,除出血外,大便时会有痔核脱出肛门外,便后痔核可以自行回纳。到晚期,大便后痔核脱出肛门外不能自行回纳,需要用手推回。严重时,咳嗽、行走也会使痔核脱出肛门外。如果痔核脱出后没有及时回纳,时间一长会肿痛,甚至出现坏死。当外痔发炎或形成血栓时,会感到剧烈疼痛。

◆ 引起痔疮的常见病因有哪些？

①不良排便习惯。如上厕所时下蹲位玩手机，造成下蹲和大便时间延长，致使肛门直肠内瘀血而引发疾病。大便时用力过急、过猛，不管便意是否强烈，盲目不停地用力，只能使直肠肛门和盆底肌肉增加不必要的负担并引起局部瘀血，造成静脉的回流障碍。

②大便异常。腹泻和便秘均是痔疮的重要致病原因。

③饮食原因。膳食纤维摄入不足，影响粪便成分，导致肛门直肠疾病。

④生理原因。未养成按时排便的好习惯，粪便长期滞留在结肠直肠中，可引发痔疮，更甚者引发肿瘤。

⑤其他因素。如长期坐位、站位不利于肛门静脉的回流，影响静脉的弹性从而造成痔疮的形成。

◆ 痔疮检查方法有哪些？

①肛门视诊。三、四期内痔，通过肛门视诊可以直接看到痔体。蹲位时二期内痔有时通过肛门视诊也能看到。外痔和混合痔的外痔部分通过肛门视诊均可直接看到。

②直肠指诊。内痔痔体组织没有纤维化或血栓形成时不易扪出，但有助于排除其他疾病，如直肠癌、息肉等。外痔指诊有助于分类。

③肛门镜检查。通过肛门镜检查可以直接观察到痔核痔体组织，观察直肠内有无出血。近年来随着电子直肠镜和电子肛门镜的发展，更有利于痔疮诊断。

◆ 痔疮有哪些非手术疗法？

①一般药物治疗。通过内服、外用药对症治疗，可以暂时缓解症状，但主要适用于轻度痔疮或严重痔疮不宜手术的患者。可用痔疮栓塞肛，或用马应龙麝

香痔疮膏外敷。

②药物注射疗法。此疗法主要适用于轻中度内痔。将药物直接注入痔核内，使痔核硬化萎缩、坏死脱落。由于该疗法痛苦小、疗程短，对于单纯轻中度内痔，可以达到治愈效果，所以在临床应用广泛。

③物理疗法。主要适用于外痔的治疗，有液氮冷冻、激光、微波、红外线凝固、多普勒、电子(低频、高频、射频、电容场、电离子透入、电动振荡)等。物理疗法仅适用于轻度痔疮，或者在手术中使用，应当严格掌握适应症，否则可能会出现严重并发症或后遗症。

◆ 痔疮有哪些手术疗法？

对真正严重的患者，手术是目前临床最主要和最可靠的治疗方法，绝大多数患者最终还是依靠手术获得治愈。手术治疗的原理是切除或用线结扎病灶，将痔核去除，适用于各种痔疮。手术的最终效果视具体术式和术者的临床经验以及熟练程度而定。目前临床上最常用的术式有外痔切除术、外痔剥离术、内痔结扎术、混合痔外剥内扎术、多普勒下痔动脉结扎术、痔套扎术、吻合器痔上黏膜切除吻合术(PPH)等，应用时应严格掌握适应症。

◎ **相关知识**

— 吻合器痔切除术的优点 —

该手术损伤小，疼痛轻；能治愈或显著改变术前症状；更符合人体解剖和生理特点。完整保留肛垫，正常排便排气功能不受影响，同时可避免肛门狭窄等并发症。

◆ 怎样预防痔疮?

①多吃蔬菜水果,如菠菜、芹菜、香蕉等。少吃辛辣刺激的食物,如榨菜、辣椒、辣酱、大葱、蒜头等。避免大量饮酒。养成多喝水的习惯也有助于防止便秘。

②大便时不要久蹲不起或过分用力;及时治疗肠道和肛门周围炎症;采用温水坐浴。

③做肛门保健操和自我按摩。

a.便后操。便后先清洗肛门,然后用右手食指尖压在肛门缘处,轻轻推肛门向上,同时收缩肛门,然后放松,如此重复 30 次。

b.睡前操。睡前,两膝跪在床上,两肘着床,头低垂,腰部下弯,臀部抬高,挺身收腹深吸气,同时用力收缩肛门,然后放松,如此重复 30 次。能有效疏散肛门局部充血,对年老体弱、久病者更适用。

c.提肛运动。每日做 30 分钟,或直接用食指按揉肛门周围。

胃　癌

胃癌是发生在胃部的恶性肿瘤,在我国各种恶性肿瘤中居首位,好发年龄在 40 岁以上,男性发病率明显高于女性,男女发病率之比约为 2∶1。

◆ 胃癌发病的高危因素有哪些?

①不良饮食习惯。长期食用熏烤、盐腌食品的人群胃癌发病率高,吸烟者

的胃癌发病危险较不吸烟者高 50%。

②幽门螺旋杆菌感染。幽门螺旋杆菌阳性者胃癌发生危险性是幽门螺旋杆菌阴性者的 3—6 倍。

③癌前病变和癌前状态。主要是指慢性萎缩性胃炎、胃息肉、胃溃疡、残胃炎及胃黏膜上皮异型性增生。

④遗传因素。与胃癌病人有血缘关系其胃癌发病率较对照组高 4 倍。

◆ 胃癌的主要症状有哪些?

早期胃癌多数病人无明显症状,部分患者可出现非特异性上消化道症状,如上腹部隐痛、嗳气、反酸、食欲减退等。进展期可出现不规律性疼痛,持续时

> **相关知识**

—　如何预防胃癌的发生　—

早期胃癌的治疗效果明显好于进展期胃癌,早期胃癌术后 5 年生存率达 90% 以上。因此,早期诊断是提高治愈率的关键。

①以下人群建议定期检查:

a.40 岁以上,既往无胃病史而出现上述消化道症状者,或已有溃疡病史但症状和疼痛规律明显改变者。

b.有胃癌家族史者。

c.有胃癌前期病变者,如萎缩性胃炎、胃溃疡、胃息肉、胃大部切除术史者。

d.有原因不明的慢性消化道失血或短期内体重明显减轻者。

e.有幽门螺旋杆菌感染者,或存在胃癌其他风险因素,如高盐、腌制食物饮食习惯、吸烟、重度饮酒等的人群。

②通过胃镜、消化道造影、腹部 CT、血化验、大便化验等可以帮助诊断。

间延长。病情进一步发展，可出现消瘦、疼痛加重，恶心呕吐或黑便贫血，若肿瘤扩散或转移，表现为腹水、腹部肿块、锁骨上淋巴结肿大。

◆ 胃癌手术治疗方式有哪些？

手术治疗是唯一能治愈胃癌的方法，需要依据病灶具体情况来决定。

①内镜下黏膜切除。针对早期黏膜内胃癌，病理类型分化好、病变小于 2cm 者。

②腹腔镜下胃癌根治术。随着腹腔镜微创技术的不断成熟，该技术已经顺利开展并且不断普及。

③开放胃癌根治术。手术非常成熟，可以根据具体病情做到满意的根治范围。

④姑息性胃癌手术。晚期胃癌伴有出血、穿孔、梗阻的患者为解决病灶的问题所采取的手术方式。

◆ 胃癌患者出院后应注意哪些事项？

①饮食应少量多餐，进食含高蛋白、高维生素、容易消化的食物，忌生、冷、硬、油煎、辛辣刺激性及胀气食物，戒烟戒酒。

②劳逸结合，适当活动，避免劳累。注意保暖，预防感冒。

③术后化疗、放疗期间，定期门诊随访，复查血常规、肝功能等。术后初期每 3 个月复查一次，2 年后每半年复查一次，5 年后每年随访检查一次。若患者出现腹胀、呕吐、消瘦、锁骨上淋巴结肿大等症状，及时到医院就诊。

大肠癌

大肠癌包括直肠癌和结肠癌，是胃肠道中常见的恶性肿瘤。40 —65 岁发病率较高。

◆ 大肠癌的发病因素有哪些？

①不良饮食习惯。过多摄入动物脂肪及动物蛋白饮食，缺乏新鲜蔬菜及纤维素的摄入，过多摄入腌制食品，维生素、微量元素及矿物质缺乏，均可增加大肠癌的发病率。

②遗传因素。有 20%—30% 的大肠癌患者存在家族史，如遗传性非息肉性结直肠癌综合征及家族性多发性息肉病等。

③癌前病变。其中以绒毛状腺瘤及家族性肠息肉病癌变率最高。

◆ 大肠癌的主要表现有哪些？

①结肠癌早期常无明显症状，不易发现，常见症状为：

a. 排便习惯与粪便形状发生改变，如排便次数增加，便秘，粪便中带血、脓或黏液。

b. 腹痛。常为定位不确切的持续性隐痛，或仅为腹部不适或有腹胀感。

c. 腹部肿块。多为瘤体本身，肿块大多坚硬，呈结节状。

d. 肠梗阻症状。主要为腹胀和便秘，腹部胀痛或阵发性绞痛。

e. 全身症状。可出现贫血、消瘦、乏力、低热等。晚期可出现肝大、黄疸、水肿、腹水、直肠前凹肿块、锁骨上淋巴结肿大及恶液质等。

②直肠癌早期常无明显症状,癌肿破溃形成溃疡感染时才出现以下症状。

a. 直肠刺激症状。便意频繁,排便习惯改变。便前肛门有下坠感;排便时有里急后重、排便不尽感;晚期有下腹痛。

b. 肠腔狭窄症。癌肿侵犯致肠管狭窄,大便变细、变形,当肠管部分梗阻后,有腹痛、腹胀、肠鸣音亢进等不完全性肠梗阻症状。

c. 癌肿破溃感染症状。大便表面带血及黏液,甚至有脓血便。

◆ 大肠癌患者出院后应注意哪些事项?

①定期检查。积极预防和治疗肠道的各种慢性炎症及癌前病变,注意饮食及个人卫生,避免肠道感染及腹泻,多进食新鲜蔬果,减少脂肪摄入。避免辛辣、坚硬及刺激性食物。

②根据康复情况适当参加轻度劳动和体育锻炼。保持生活规律,戒烟戒酒。

③定期复诊。在出院后 1、3、6 个月门诊复诊。若出现腹痛、腹胀、大便异常等症状及时就诊。

肝　癌

肝脏恶性肿瘤可分为原发性和继发性两大类。原发性肝脏恶性肿瘤起源于肝脏的上皮或间叶组织,前者称为原发性肝癌,后者称为肉瘤。继发性肝癌(转移性肝癌)指全身多个器官起源的恶性肿瘤侵犯至肝脏,一般多见于胃、胆道、胰腺、结直肠、卵巢、子宫、肺、乳腺等器官恶性肿瘤的肝转移。

🔶 肝癌的临床症状有哪些？

①肝区疼痛。多数为持续性钝痛、刺痛或胀痛，当肝癌结节坏死、破裂，引起腹腔内出血时，则突然出现右上腹部剧痛。

②出现乏力、消瘦、食欲减退、腹胀、恶心、呕吐、发热、腹泻、贫血、黄疸、腹水、下肢水肿等全身和消化道症状。

③肝肿大为中、晚期肝癌最常见的主要症状。

🔶 引起肝癌的高危因素有哪些？

原发性肝癌的病因至今尚不完全清楚，目前认为主要与乙型肝炎病毒（HBV）和丙型肝炎病毒（HCV）感染、黄曲霉素、饮水污染、酒精、肝硬化、性激素、亚硝胺类物质、微量元素等相关。继发性肝癌可通过不同途径，如随血液、淋巴液转移或直接侵润肝脏而形成。

我国目前最主要的因素是乙型肝炎病毒，但近年来酒精和脂肪肝呈上升趋势。

🔶 诊断肝癌需要做哪些临床检查？

凡是具备高危因素的人员，应定期专科就诊并做相关检查，如包含甲胎蛋白（AFP）的肿瘤系列检测、肝功能、血常规、肝脏 B 超、CT、磁共振等检查。尤其出现原因不明的肝区疼痛、消瘦、进行性肝肿大等患者。

🔶 肝癌患者在饮食上应注意什么？

①戒酒烟。

②不宜进食太多的油腻食物。肝功能尚好者宜进食高蛋白质、高维生素类食物，碳水化合物摄取要适量。肝功能失代偿期特别是黄疸期患者，饮食应以清淡为主，但要注意适当地补充蛋白质，如牛奶、蛋、瘦肉、鱼等。合并肝硬化患者，要

注意吃松软的、少渣的、易消化的食物,并多吃新鲜蔬菜和水果。

③有食道静脉曲张的患者,应禁食含粗纤维素较多以及粗糙、难消化的食物。

④对于肝昏迷倾向的患者,要给予低蛋白饮食,防止蛋白质食物在肠道分解时产氨太多,加重肝昏迷时氨对大脑的毒害。

◆ 肝癌患者在日常生活中应注意什么?

①保持良好的心态,尽量减轻精神压力,以舒适自然,保持平常心为宜。

②注意休息,控制生活节奏,可适度体育锻炼,如打太极拳。

③与医生保持良好的沟通,按时服药。

④患者及家属应注意有无水肿、出血倾向、黄疸和疲倦等症状,必要时及时到专科门诊就诊。定期复诊,每 2—3 个月复查血清甲胎蛋白,行 CT 或 MRI 和 B 超检查。

国人比较信任中医,但不知中药对肝脏的损害也是非常大的,所以在选择中药治疗时一定要谨慎! 避免盲目信任那些"知名"的"祖传村医"。

◆ 肝癌的治疗方式有哪些?

肝癌的治疗方式首选手术,手术主要是肝切除及肝移植,肝切除可以开放手术和腹腔镜下手术。除了手术还有介入治疗、射频消融、无水酒精注射等。

◆ 肝癌术后需要注意哪些事项?

注意预防复发及早期发现复发或转移,并积极进一步治疗。有肝炎病史患者需要抗病毒治疗;存在免疫缺陷患者行免疫支持治疗;术后 40 天左右作预防性灌注化疗栓塞;定期专科门诊复查超声、肿瘤指标;加予靶向治疗、中药治疗;如果出现复发,可以行局部治疗(TACE、PEI、RFA)或再手术切除,甚至拯救性肝移植。

泌尿外科常见疾病教育

MINIAOWAIKE CHANGJIAN
JIBING JIAOYU

尿路感染

尿路感染是指致病菌侵入尿路引起尿路非特异性炎症，多见于育龄女性、老年人、免疫功能低下者。

◆ 引起尿路感染的主要病因是什么？

尿路感染主要为细菌感染所致，病菌以革兰阴性菌为主，常见致病菌为大肠埃希菌。根据病理可分为急性膀胱炎、急性肾盂肾炎和慢性肾盂肾炎。

◆ 尿路感染的主要临床表现有哪些？

①急性膀胱炎，主要症状为尿频、尿急、尿痛。

②急性肾盂肾炎。全身感染症状明显，常有寒战、高热，伴头痛、全身酸痛、乏力、食欲不振等症状；泌尿系统表现为尿频、尿急、尿痛等膀胱刺激症状。

③慢性肾盂肾炎。主要表现有腰部酸痛不适、间歇性尿频、排尿不适，可伴有乏力、低热、食欲不振及体重减轻等症状。

◆ 预防尿路感染在日常生活中应注意什么？

①加强运动，增强体质。劳逸结合，注意休息，避免过度劳累。

②给予富含蛋白质、维生素和容易消化的清淡饮食，多吃新鲜蔬果。少吃葱、蒜、韭菜、胡椒等辛辣刺激性食物；忌食温性食物，如羊肉、狗肉、兔肉及油腻食物，减少尿路刺激。

③鼓励多饮水,每天保证饮水在 2000mL 以上,增加尿量,以冲洗膀胱、尿道,促进细菌和炎性分泌物的排出。

④不憋尿,保持会阴部清洁,勤洗澡,禁止坐浴,勤换内裤,勤换尿布。大便后要用干净的卫生纸,从前往后擦拭,以免污染阴道口。

⑤定期门诊随访,若有尿路感染症状,及时到医院就诊。

尿路结石

尿路结石是泌尿系统各部位结石的总称,是泌尿系统的常见病。我国尿路结石发病率在 1%—5%,且有增长趋势。

◆ 尿路结石是由哪些因素引起的?

尿路结石在肾脏和膀胱内形成,受年龄、性别、遗传、环境、饮食习惯和职业因素等影响。代谢异常、尿路梗阻、感染、存在异物和药物使用是结石形成的常见病因。

◆ 尿路结石的临床表现有哪些?

根据结石发生部位不同,尿路结石可分为肾结石、输尿管结石、膀胱结石和尿道结石。

①肾结石。常见症状主要有腹痛、恶心、呕吐、烦躁不安、血尿等。多数患者没有明显症状。急性肾绞痛常疼痛难忍。结石可以从肾脏掉落到输尿管。

②膀胱结石。典型症状是排尿中断并感到疼痛,放射至阴茎头部及远端尿

道,伴排尿困难和膀胱刺激症状。

◆ 尿路结石如何治疗?

①肾绞痛治疗。主要为药物治疗,使用非甾体抗炎药、阿片类镇痛药、解痉药;若疼痛无法缓解,或结石直径大于 0.6cm,可选择外科碎石治疗。

②排石治疗。对于直径小于 0.6cm,表面光滑,无明显嵌顿或梗阻,停留于局部少于 2 周的结石可采取排石治疗。一般治疗方法有适量多饮水,保持每日尿量 2000mL 以上,适当活动。常用药物有 α - 受体阻滞剂、碱性枸橼酸盐等。

③外科治疗。有体外冲击波碎石术、输尿管镜碎石术、经皮肾镜碎石术、腹腔镜切开取石术和开放手术。

◆ 尿路结石患者在日常生活中应注意哪些事项?

①每日进水量 2000 — 3000mL,炎热夏季增加到 4000 — 5000mL,大汗后增加,至少保持每日有 2000mL 以上排尿量。

②加强锻炼,选择跳跃性运动,如跳绳、爬楼梯等,可促进结石排出。

◉ 相关知识

— 体外冲击波为什么能碎石 —

结石的粉碎需要有一定的能量作用,冲击波也是一种能量。高电压、大电容组成的高压电路通过置于半椭圆形反射体第一焦点处的电极之间瞬间放电产生冲击波。其在第二焦点处,可以将能量增大 200 — 300 倍。冲击波在不同的介质中传导,在界面上产生压力,人体组织与结石的密度不同会形成界面,只要将焦点与结石重合,即可将强大的压力能量作用于结石上,从而使得结石破坏。

③为促进结石排出,常用药物排石,作用是利尿及扩张输尿管,增加输尿管蠕动。每次将尿排于玻璃容器内或便盆中,仔细观察有无结石排出,必要时用纱布过滤尿液。

④根据结石的成分调整饮食,含钙结石者,限制钙质、草酸成分多的食物摄入,如牛奶、奶制品、豆制品、巧克力、坚果、动物脂肪、浓茶、菠菜、番茄、土豆、莴笋等;尿酸结石者不宜食用含嘌呤高的食物,如动物内脏、豆制品、啤酒等。

肾盂肾炎

肾盂肾炎是由各种致病微生物所引起的肾盂肾盏黏膜和肾小管、肾间质感染性炎症。大多由细菌感染引起,一般伴下泌尿道炎症。可分为急性及慢性两期,慢性肾盂肾炎是导致慢性肾功能不全的重要原因。

◆ 肾盂肾炎有哪些症状?

①急性肾盂肾炎常见于育龄妇女,主要症状有:

a. 全身感染症状。起病急,可有寒战、高热症状,体温多在 38—39℃,也可高达 40℃,热型不一,伴头痛、全身酸痛,恶心、呕吐,甚至腹胀、腹泻症状。

b. 泌尿系症状。部分肾盂肾炎病人同时有下尿路感染症状,包括尿频、尿痛。

②慢性肾盂肾炎。肾盂肾炎病程超过半年,同时在静脉肾盂造影片上可见肾盂肾盏变形、狭窄或肾外形凹凸不平,且两肾大小不等或肾小管功能有弥漫性损害症状可诊断为慢性肾盂肾炎。

③并发症。肾周围脓肿及肾乳头坏死好发于糖尿病及尿路梗阻患者,表现

为肾盂肾炎症状加重、高热、剧烈腰痛和血尿。

◆ 引起肾盂肾炎的病因有哪些？

①全身性因素。如糖尿病、高血压、长期低血钾、心力衰竭及许多慢性消耗性疾病易并发肾盂肾炎。

②雌激素分泌。妊娠妇女雌激素分泌增多，输尿管张力降低，蠕动减弱，导致尿路不畅，尿液反流的发生率较高，故妊娠期的尿路感染，多数为肾盂肾炎。

③膀胱炎如未能及时或充分治疗，30%—50% 可上行引起肾盂肾炎。

④尿路梗阻。如尿路结石、肿瘤、狭窄、前列腺肥大及神经源性膀胱等，致尿流不畅，局部抗菌能力降低，感染及压力增高，这是肾盂肾炎的重要诱因。尿路梗阻者约 60% 并发肾盂肾炎。

⑤肾实质病变，如肾小球肾炎、肾囊肿、肾肿瘤及慢性肾小管间质性疾病，可使肾脏局部抗菌能力降低，易并发肾盂肾炎。

◆ 肾盂肾炎需要做哪些常规检查？

①尿常规。尿蛋白一般为微量或少量，若尿蛋白大于 3.0/24 小时，则提示

❯ 相关知识

— 如何预防肾盂肾炎 —

消除各种诱发因素，如糖尿病、肾结石及尿路梗阻等，积极寻找并去除炎性病灶，如男性的前列腺炎，女性的尿道旁腺炎、阴道炎及官颈炎。减少不必要的导尿及泌尿道器械操作，如必须导尿管留置，应预防性应用抗菌药物。女性怀孕期及月经期更应注意外阴清洁，更年期服用尼尔雌醇 1—2mg，每月 1—2 次。

非本病的可能。尿沉渣可有少量红细胞及白细胞,若发现为白细胞管型有助于诊断,但非本病所特有。

②尿培养。同急性肾盂肾炎,但阳性率较低,有时需反复检查方可获得阳性结果。尿培养检查阳性时,有助本病诊断。

③肾功能检查

◈ 肾盂肾炎患者饮食上应注意哪些事项?

①限制蛋白质摄入。急性肾小球肾炎发病 3—6 天。肾小球滤过率下降,会产生一过性的氮质血症,因此,应限制蛋白质饮食。在限制的范围内选食优质蛋白质食物,如牛奶、鸡蛋、瘦肉、鱼等。当病情好转,尿量增多,每天尿量大于 1000mL 时,可开始逐渐增加蛋白质摄入量。

②低盐低钠饮食。有水肿和高血压患者应进食低盐、无盐膳食。每日食盐小于 3g 或酱油 10 —15mL。凡含盐多的食品均应避免食用,如咸菜、咸蛋、松花蛋、腌肉、海味、挂面等。无盐饮食是指烹调时不加食盐或酱油的饮食,可用糖、醋、芝麻酱、番茄酱来调味。

③限制高钾食物摄入。当出现少尿、无尿或血钾升高时,应限制含钾丰富的蔬菜及水果摄入,如黄豆芽、韭菜、青蒜、芹菜、菜花、香椿、菠菜、竹笋、百合、干红枣、鲜蘑菇、紫菜、榨菜、冬菇、杏、藕、玉米、扁豆、番茄、丝瓜、苦瓜等。限制入液量应根据病人每天的尿量多少来控制,一般的补充方法是除补充与前一日排出尿量等量的液体外,再多摄入液体 500 —1000mL。如果尿量少或伴有水肿者,每日摄入的液体量应不超过 1000mL。

尿毒症

尿毒症不是一个独立疾病，而是各种晚期肾病共有的一组临床综合征，是进行性慢性肾功能衰竭终末阶段。在此阶段，除水电解质紊乱、酸碱平衡失调外，代谢产物在体内大量蓄积导致出现消化道、心、肺、神经、肌肉、皮肤、血液等全身中毒症状。

◆ 尿毒症有哪些临床表现？

①恶心、呕吐、纳差、腹泻或便秘、口中有尿味等症状。

②高血压、充血性心力衰竭、尿毒症性心包炎和心肌病等。

③显著贫血、出血倾向。

④早期出现神经肌肉失调、多周围神经病变，后期出现尿毒症性脑病。

⑤出现尿毒症肺。

⑥皮肤出现瘙痒、尿素霜。

⑦常伴有代谢性酸中毒、高血钾或低血钾、低血钙、高血磷等症状。

◆ 尿毒症的治疗方式有哪些？

目前肾脏替代疗法主要包括血液透析（即人工肾）、腹膜透析、肾移植。

①血液透析是目前广泛应用的尿毒症治疗措施之一，方法是将患者的血液与透析液同时引入透析器，清除血液中的毒素及体内多余的水分。

②腹膜透析是利用人体腹膜作为透析膜进行血液净化的一种透析方式。通

过灌入腹腔的透析液与腹膜另一侧的毛细血管内的血浆成分进行溶质和水分的交换,清除体内潴留的代谢产物和过多的水分。

压力性尿失禁

压力性尿失禁是腹压升高时发生的不自主漏尿。不少女性,尤其是更年期妇女,在打喷嚏或咳嗽时,尿液会不由自主地漏出,造成生活不方便,而且容易引起外阴部感染。这些深受漏尿困扰的女性中,仅有 1/5 的人曾经或希望求医。较明确的危险因素有年龄、生育、盆腔脏器脱垂、肥胖、种族遗传因素。

◆ 压力性尿失禁的治疗方法有哪些?

①保守治疗

a.控制体重、盆底肌肉家庭训练:

凯格尔运动(盆底肌肉家庭训练)的步骤如下:

掌握正确的方法:收缩会阴和肛门肌肉,避免腹部、大腿内侧、臀部肌肉收缩。

根据盆底肌肉损伤情况(肌纤维受损程度、类型)进行针对性训练、循序渐进、适时适量、持之以恒。

慢肌训练:缓慢收缩会阴、肛门肌肉达最大力,持续 3—5 秒,缓慢放松,休息 3—5 秒。

快肌训练:最大力快速收缩会阴、肛门肌肉后立即放松,做 3—5 次后休息 6—10 秒。

疗程:每次训练 15 分钟,每日 2—3 次,6—8 周一个疗程。

原则上先慢肌训练,再快肌训练。

b.电刺激疗法、生物反馈

c.药物治疗:度洛西汀、雌激素等。

②手术治疗

适应症:若非手术治疗效果不佳或不能坚持,不能耐受;中重度压力性尿失禁,严重影响生活质量。

手术治疗高度推荐:无张力尿道中段吊带术。

肾囊肿及多囊肾

肾囊肿是发生在肾脏内的囊性病变,有些是先天性的,具有家族遗传性,有些是后天性的。肾囊肿可以分为基因型肾囊肿、非基因型肾囊肿。在基因性肾囊肿中,多囊肾最典型。

多囊肾是一种家族遗传性疾病,两侧肾脏都会受到侵犯,以致影响肾功能。多囊肾分为婴儿型和成人型。

◆ 什么是婴儿型多囊肾?

常染色体隐性多囊肾又称婴儿型多囊肾,这是一种先天性肾脏异常,常侵犯两侧肾脏,与性别无关。婴儿型多囊肾根据发病年龄、肾脏侵犯的程度,可以分为围生产期多囊肾、新生儿期多囊肾、婴儿期多囊肾、幼年期多囊肾。表现为两侧性、巨大坚硬、肾脏形状、没有圆凸的腰部肿块,而且没有透光性。伴有羊水过少或肺部发育不全,常引起呼吸窘迫综合征,也可以发生肾功能衰竭、高血压。

🔶 什么是成人型多囊肾？

①成人型多囊肾属于染色体显性遗传性疾病，一般在 40 岁以后发病，仅有 10% 以下的病例在 10 岁以前发现。有本病遗传基因的家族，通过超声检查可以早期诊断。

②在临床上，成人型多囊肾可以分为两类。第一类在 40 岁左右发病，常出现腰部疼痛、轻微或明显血尿、复杂性感染、胃肠道症状、肾剧烈疼痛等症状。第二类大约在 50 岁以后发病，主要症状为肾功能障碍、高血压。

③大约 1/3 的成人型多囊肾患者合并肝囊肿，较少合并胰、脾、肺囊肿。肝囊肿常为偶然发现，不会引起临床症状。脑血管异常也可见，大约 9% 的患者死于蛛网膜下腔出血。

🔶 肾囊肿的治疗原则是怎样的？

①无自觉症状或压迫、梗阻影像学改变者，无须手术治疗，定期复查，半年或一年复查一次 B 超即可。

②有疼痛症状或心理压力者，囊肿直径大于 4cm 或有压迫、梗阻影像学改变者、有继发出血或怀疑癌变者可进行外科治疗，包括囊肿穿刺硬化术、开放囊肿去顶减压术或腹腔镜下囊肿去顶减压术。

🔶 肾囊肿患者在日常生活中应注意哪些事项？

①注意休息，进行适当体育锻炼，避免剧烈运动，防止腹部受伤。
②饮食规律，少进食辛辣刺激性食物，保持大便通畅。
③预防感冒，防止急性肾炎加重肾脏负担。
④定期复诊，术后 3 个月复查 B 超，以后每半年复查一次，至少复查 5 年。

前列腺增生症

前列腺增生又称前列腺结节状增生或良性前列腺增生，包括前列腺腺体和间质增生，是一种常见的前列腺疾病，其发病可能与激素失衡有关。本病少见于50岁以下者，随年龄增长发病率有所增加。

◆ 出现哪些症状应当警惕前列腺肥大？

①尿频为最早表现，首先为夜间尿频，随后白天也出现尿频。后期膀胱逼尿肌失代偿剩余尿增多，膀胱有效容量减少，使尿频更加严重。

②进行性排尿困难为该病的显著特点，表现为排尿起始延缓、尿线变细、射程缩短、尿后滴沥等。

③前列腺黏膜上毛细血管充血及小血管扩张，并受到膀胱充盈、收缩的牵拉而破裂出血。合并膀胱肿瘤时也会出现血尿。

◆ 如何治疗良性前列腺增生？

①药物治疗。常用药物有两类，一类是 α-受体阻滞剂。此类药物可以放松膀胱出口前列腺部分的尿道压力，使尿液变通畅。常见副作用有体位性低血压、头晕（尤其是血压正常者）。另一类是 5-α 还原酶抑制剂，通过抑制前列腺细胞内的一种酶素，达到使肥大的前列腺缩小的目的。缺点是3%—5%的患者性欲及性功能会受到影响，需要服药2—3个月以上才能慢慢显出疗效，而且不是对所有患者均有效。

②手术治疗。手术适应症：有下尿道梗阻症状，尿流动力学有明显改变，或残余尿在 60mL 以上；不稳定膀胱症状严重；引起上尿路梗阻及肾功能损害；多次发作急性尿潴留、尿路感染、肉眼血尿；并发膀胱结石。主要手术方法有经尿道前列腺电切术和经尿道前列腺剜除术等。

◆ 前列腺增生患者在日常生活中应当注意哪些事项？

①饮食以清淡、易消化为佳，多吃蔬菜水果，少食辛辣刺激食品，少饮水，以免稀释尿液浓度。限制饮酒量，减少前列腺充血的机会。

②切忌长时间憋尿，以免膀胱过度充盈，从而使膀胱逼尿肌张力减弱，发生排尿困难，进而诱发急性尿潴留。

③尽可能少骑自行车，减少对前列腺部位的压迫以免加重病情。

④洗温水澡可以缓解肌肉及前列腺的紧张，有助于缓解症状。

⑤不宜久坐，尤其是在又硬又冷的地方。

⑥术后前列腺窝的修复需要 3—6 个月，应定期检验尿液，复查尿流率及尿残余量；有小便失禁者，行肛提肌训练，吸气时收缩肛门，呼气时放松肛门括约肌；若有排尿困难，应去医院行尿道扩张术。

包　茎

◆ 包茎与包皮过长的区别有哪些？

男性阴茎包皮有三种状态：正常、包茎和包皮过长。

①包皮过长。包皮较长，覆盖龟头，但在阴茎勃起或用手将包皮往下翻时，

龟头和尿道口能够露出来。

②包茎。包皮长且包皮口过小，阴茎勃起或用手将包皮往下翻时，龟头和尿道口无法露出。

哪些情况下需要手术？

包茎和包皮过长不一定要手术，有些是生长发育的正常情况。但是有以下情况要及时到医院就诊，且极可能需要手术。

①男性儿童进入青春期后，如包皮口狭小，上翻时不能露出龟头和尿道口，且勃起时疼痛，这可能会影响阴茎的发育。

②包茎清洁困难，出现反复频繁发作的包皮龟头炎。

③男孩子在小便时，前端会像气球一样鼓起，尿尿也细得像一条线，虽能够尿出来，但是需要用力。这容易造成泌尿道感染，且可能会对肾脏造成影响。

建议包皮手术在青春期前完成最好，最佳手术年龄为5—7岁。包皮术不会对孩子造成不好的影响，反而会让阴茎发育有更大的空间，且清洁卫生也更方便。

包皮环切术后应注意哪些事项？

①术后1个月避免剧烈运动，尽量休息，防止术后活动出血。

②年龄大的患者术后尽量少想或少接触色情、淫秽杂志、网络图片及视频。因为接触这些东西导致阴茎勃起后，容易引起术后出血。

③尽量吃清淡食物，少吃辛辣、刺激性强的食物。

④术后需换药及使用抗生素。

⑤术后可能出现阴茎龟头不适，这是正常现象。一般过1周左右这种感觉就消失了。

⑥术后要保持局部清洁，只要不感染，切口一般在7—10天都能愈合，治疗结束后，最好穿紧身透气性好的内裤。

⑦如出现切口裂开、出血、排尿困难、发热等不适，及时到医院就诊。

骨科常见疾病教育

GUKE CHANGJIAN JIBING

JIAOYU

颈椎病

颈椎病又称颈椎综合征，是颈椎骨关节炎、增生性颈椎炎、颈神经根综合征、颈椎间盘突出症的总称，是一种以退行性病理改变为基础的疾患，刺激或压迫了邻近的神经根、脊髓、椎动脉及颈部交感神经等组织，引起的一系列症状和体征。

◆ 哪些人群最容易患上颈椎病？

①长期伏案工作的人群。

②办公室工作人员。

③头部长期处于同一姿势的人群。

④运动过度的非专业运动员。

◆ 颈椎病主要症状有哪些？

①颈型。主诉头、颈、肩疼痛等异常感觉，并伴有相应的压痛点。表现为颈部僵硬、不舒服、疼痛以及活动不灵活，是最常见的一种类型。

②神经根型。主要表现为手掌或手臂麻木、疼痛、握力减弱，有时连拿杯子都觉得没力气，病情严重时，整夜疼痛难以入睡。

③脊髓型。主要表现为走路不稳、四肢麻木、大小便困难等。

④椎动脉型。主诉偏头痛、头晕或者胸闷、胸痛，每次眩晕发作都与颈项转动有关。

⑤交感神经型。主要表现为头晕、眼花、耳鸣、心动过速、心前区疼痛等一

系列交感神经症状。

⑥混合型。具备上述两种类型或两种类型以上的临床表现。

💠 早期颈椎病如何治疗？

①锻炼颈肩部肌肉,增强颈椎后韧带、侧韧带的力量,避免颈椎空间狭小造成颈髓压迫或椎动脉压迫。颈肩部肌肉、韧带力量强的人群,颈椎病发作发展的概率下降 80%。所以经常锻炼颈肩部周围韧带、肌肉,对颈椎病的早期治疗和康复具有重要意义。但症状急性发作期宜休息,不宜增加运动刺激。

②对于轻症患者,适当休息,使用抗炎止痛药物,如芬必得,即可减轻症状。可以佩戴颈托,一般症状在 2 周至一个月内可缓解。

③及时发现颈椎病,采取正确的治疗方法。早期颈椎病的治疗以康复理疗为主,适当辅以药物。绝大多数颈椎病不需要开刀,保守治疗即可康复。

❯ 相关知识

— 如何正确做好颈椎保护体操？ —

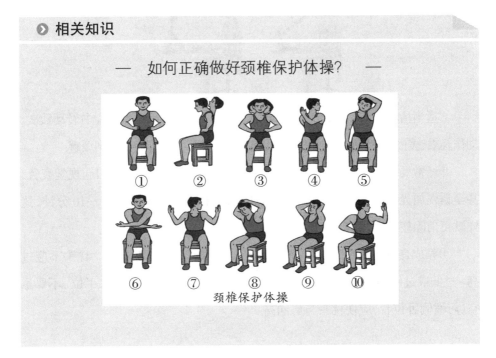

颈椎保护体操

❤ 颈椎病患者在日常生活中应注意哪些事项?

①神经根型患者应避免患侧的头部运动;椎动脉型患者应尽量避免头部的旋转动作;脊髓型患者由于上肢、下肢的肌力减退,可以在康复医师的指导下,进行肌肉力量的训练以及相关的协调性训练。

②头部应避免长时间保持同一姿势,长时间坐位 30—60 分钟后,要适当地进行头部运动,如做颈椎保护体操、颈部按摩等。

❤ 如何预防颈椎病?

①坐姿必须正确。坐位时,臀部和背部充分接触椅面,双肩后展,两肩连线与桌缘平行,脊柱正直,两足着地。坐在电脑前工作时,桌椅高度与自己身高比例适宜,目光平视电脑屏幕,双肩放松,避免颈部过度前屈或后仰,以减轻长时间端坐引起的颈部疲劳。

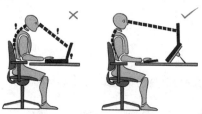

②适当活动颈部。工作 1—2 小时后,头颈部应向前、向后和左右转动数次,动作轻柔、缓慢,以达到各个方向最大运动范围为准,使颈部疲劳得到缓解。

③经常要抬头望远。长时间低头工作者,既影响颈椎,又易引起视觉疲劳,甚至诱发屈光不正,因此,每当工作过久后,应抬头向远方眺望 5—10 分钟,这样既可消除疲劳感,又有利于颈椎的保健。

④养成良好的睡觉习惯。睡觉时不要趴着,不要躺着看书。枕头不应过高、过低或过硬,枕头中央略凹进,颈部能充分接触枕头并保持水平位,不要悬空,习惯侧卧位者,应使枕头与肩同高。

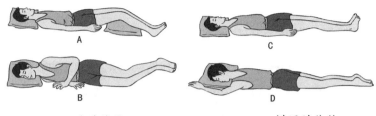

ＡＢ: 正确的体位　　　　　　ＣＤ: 错误的体位

⑤避免损伤。避免和减少急性颈椎损伤，如避免用力抬举重物、突然过快转头、紧急刹车等。

⑥防寒防湿。颈椎病的发生常与风寒、潮湿等季节气候变化有密切关系，所以应避免受风寒侵袭。因为风寒会使局部血管收缩，血流速度降低，有碍组织的代谢和血液循环，所以冬季外出时要戴围巾或穿高领毛衫等，保护好颈部，防止寒冷的刺激。

骨 质 疏 松 症

骨质疏松症是多种原因引起的骨密度降低、骨量减少、骨微结构破坏、骨的脆性增加、容易发生骨折的一种全身性骨骼病，从临床诊断来看，骨密度检测 T 值小于 −2.5SD 即可诊断为骨质疏松症。

正常骨　　　　骨质疏松骨

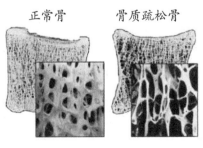

◆ 引起骨质疏松症的病因有哪些？

骨质疏松症是由多种原因引起的骨骼代谢疾病。致病因素除了主要与绝经和老年有关的原发性骨质疏松，还可能与激素调控、营养因素、物理因素、遗传因素以及药物因素等有关。正常的骨骼是由皮质骨和松质骨构造而成的。皮质骨逐渐变薄，松质骨的骨小梁逐渐消失，空隙不断变大及增多，便形成骨质疏松。

◆ 骨质疏松症的分型有哪几类？

骨质疏松症可分为原发性、继发性、特发性三大类。

①原发性骨质疏松症，I 型为绝经后骨质疏松症、II 型为老年性骨质疏松症。

②继发性骨质疏松症，分为内分泌性疾病、骨髓增生性疾病、药物性骨量减少、营养缺乏性疾病等。

③特发性骨质疏松症，分为青少年骨质疏松症、青壮年及成人骨质疏松症、妇女妊娠、哺乳期骨质疏松症。

◆ 哪些人群及因素会增加患骨质疏松症的风险？

①年长者，一般 70 岁以后。

②女性，绝经后 5—10 年内。

③体重过轻或骨架较小者。

④有骨质疏松症和骨折家族史的人群。

⑤不健康的生活模式，偏食或节食导致长期摄取钙质不足；吸烟、酗酒、喝太多含咖啡因饮品；过量摄取钠盐；缺乏运动；久病卧床等。

⑥药物影响：长期服用类固醇或一些影响骨骼新陈代谢的药物。

⑦患某些疾病：女性雌激素不足，如 40 岁前停经或接受卵巢切除手术；内分泌失调症，如甲状腺功能亢进等；患有慢性病；缺乏维生素 D 等。

◆ 骨质疏松症引发骨折常见部位有哪些？

骨质疏松症一般没有明显的自觉症状，甚至在发生骨折后才会被发现。常见骨折部位有脊柱、髋部、腕部等。

①脊柱骨折，这种骨折最常见，骨折后常导致急性背痛，背部逐渐弯曲及身高变矮。

②前臂骨折，通常因跌倒而造成手腕部位骨折。

③髋部骨折，通常因跌倒所致。

◆ 骨质疏松症药物治疗需注意哪些事项？

①双磷酸盐类，阿仑膦酸钠维 D_3 片、福美加，每周一次，每次 70mg，空腹一大杯水送服，并保持至少 30 分钟非卧位和不进食。

②降钙素类：分为鳗鱼降钙素和鲑鱼降钙素。鲑鱼降钙素（密盖息）50U 肌肉注射，根据病情每周 2—5 次；鳗鱼降钙素（益盖宁）20U，每周 1 次肌肉注射并口服钙剂 300mg/d，其药效高、作用时间长，不良反应小。鼻喷降钙素使用剂量为 200U/d，其不良反应为偶有鼻刺激，罕有鼻出血。

> **❯ 相关知识**
>
> #### — 患上骨质疏松症后果严重吗 —
>
> 人的骨头由骨矿物质和骨基质构成，骨矿物质减少到一定程度就是骨质疏松。就好比摩天大楼由钢筋和混凝土构筑，水泥和黄沙不足或是比例不协调，建造的大厦就很难牢固，骨质疏松也是如此。如果骨量减少了，骨头结构破坏了，就容易出现骨质疏松。骨质疏松症是一种全身性骨骼病，患者的骨量减少，会导致骨骼变弱和变脆，更容易发生骨折。

③雌激素替代疗法。适用于妇女绝经期前后,剂量为每天 0.6mg,长期使用有致癌可能,不宜作为常规治疗。

④选择性雌激素受体调节剂,如他莫替芬、雷洛昔芬等,雷洛昔芬可有效抑制破骨细胞活性,使用剂量为 60mg/d。

⑤甲状旁腺素:20ug/d,治疗时间不超过两年。

⑥活性维生素 D:阿尔法骨化醇(阿尔法 D_3)、骨化三醇(罗盖全)。

哪些食物含有丰富的钙质?

①奶类食品,如牛奶、乳酪等。

②海产类,如沙丁鱼、银鱼干、虾皮、虾米、海带、紫菜、带刺骨制成的鱼松、蚌、螺等。

③豆制品,如豆腐、豆浆、素鸡、鲜腐竹、百叶等。

④蔬菜类,如白菜、西兰花、菜心、金针菇、萝卜、香菇、木耳、芥蓝、菠菜等。

⑤果仁类,如杏仁、花生仁、核桃及芝麻等。

⑥水果类(包括干果),如橙子、无花果、提子干、无花果干、杏脯干等。

如何有效吸收维生素 D?

①维生素 D 主要通过阳光中的紫外线照射皮肤后在体内合成。每天让脸部和手臂直接接触温和的阳光约 10 分钟,便能让肤色较浅的妇女制造足够的维生素 D;肤色较深的妇女,所需时间会相对较长,但切勿在夏天中午的烈日下暴晒,以免中暑。

②进食富含维生素 D 的鱼类,如三文鱼、沙丁鱼、青花鱼、鳗鱼等以及蛋黄和添加维生素 D 的奶类制品或豆奶等。

③保持均衡饮食,以确保摄取足够的钙质及维生素,如每天补充钙剂 1200mg、维生素 D400—800U,高钙低脂的鲜奶、有骨的鱼类及绿色蔬菜都是不错的选择。

◆ 如何判断患有骨质疏松症?

①轻微外伤导致的骨折。

②测量骨密度,T 值大于 –1.0SD 属正常,T 值在 –2.5SD 至 –1.0SD 之间为骨量减少,T 值< –2.5SD 即可诊断为骨质疏松症。

③通过 X 线能诊断明显的骨质疏松症,CT、MRI 有助于鉴别诊断。

◆ 骨质疏松症患者如何进行有效的自我保护?

①保持正确坐下、步行和提重物的姿势,以减轻脊柱所承受的压力。

②定期做运动可改善敏捷度和平衡能力,以减少跌倒的机会。

③建立一个安全的生活环境,避免跌倒或摔倒。

④保持良好的生活方式,加强运动,根据个体情况做一些负重的运动,如爬楼梯或举重,能够帮助建立骨骼的钙质储备,多进行户外运动以及接受适量的日光照射,有利于钙质的吸收。

胸腰椎骨折

◆ 胸腰椎骨折会发生在哪些部位?

胸腰椎因损伤所处的平面不同,可分为单纯骨折和骨折合并脱位,大多发生于下胸椎与上腰椎,直接暴力损伤可发生于任何平面,胸 12 椎体腰 1 椎体骨折较多。

◆ 胸腰椎骨折分为哪几类？

胸腰椎骨折分为椎体压缩性骨折、牵张性双柱骨折、旋转性双柱骨折三类。

◆ 胸腰椎骨折的主要临床表现有哪些？

①外伤后局部剧烈疼痛，伴有损伤部位的压痛。

②伴有神经损伤，表现为躯干以及双下肢感觉麻木、无力、大小便功能障碍（无法自行排便或者二便失禁），严重者双下肢感觉运动功能完全消失。

③合并损伤表现为腹痛、呼吸困难、休克、意识丧失等。

◆ 胸腰椎骨折有哪些治疗方法？

①保守治疗。卧硬板床休息，避免脊柱负重，佩戴腰围，并逐步进行功能锻炼。

②手术治疗。严重骨折者，出现神经症状者，选择手术治疗。手术方式有后路减压术、前路减压术。

◆ 胸腰椎骨折患者日常生活护理需要注意哪些事项？

①患者须绝对卧床休息，卧硬板床，翻身时，保持肩、臀在一条线上。

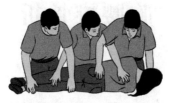

胸腰椎骨折病人的正确翻身

②双人搬运患者时，保持两下肢伸直，两上肢伸直放身旁。三人扶患者躯干，使成一整体滚动移至木板上或三人用手同时将患者平直托至木板上，禁用搂抱或一人抬头、一人抬足的方法。

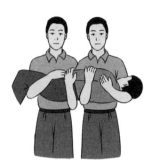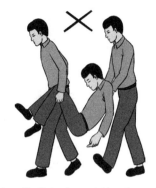

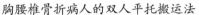

胸腰椎骨折病人的双人平托搬运法　　　　胸腰椎骨折病人的错误搬运法

③卧床病人保持会阴部清洁干燥,有大便污染时,及时清洗、擦干,防止感染。

④加强呼吸功能锻炼,防止肺部感染。

◆ 胸腰椎骨折如何正确进行康复训练?

①被动运动。对大小腿的肌肉做向心性按摩,避免肌肉萎缩,上肢可做拉簧、举哑铃的动作。

②主动运动

a.飞燕式:患者俯卧于床上,去枕,双上肢、双下肢、头胸及腰部用力后伸。

b.五点支撑:患者仰卧于床上,去枕,屈膝、屈肘,腰离开床面,以头、双肘部及双足为五点支撑起整个身体。

c.四点支撑:患者仰卧于床上,头及腰部离开床面,以双手、双足为四点支撑起整个身体。

d.三点支撑:双肘屈曲贴胸,以双脚、头部为三点支撑起整个身子。

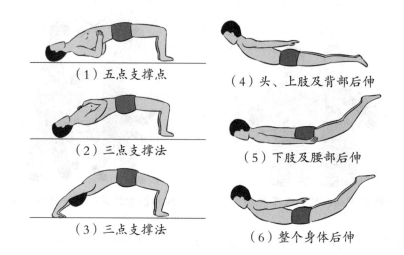

（1）五点支撑点

（2）三点支撑法

（3）三点支撑法

（4）头、上肢及背部后伸

（5）下肢及腰部后伸

（6）整个身体后伸

③康复训练强度。三个月内先采用飞燕式，再依次使用五点式、四点式、三点式支撑法，每日 3—4 组，每组 50 次，具体根据自身情况及医生指导，量力而行。起床下地活动时必须穿戴支具，站立行走时间不宜过长，避免负重长久站立或保持同一坐姿，避免腰部扭曲的动作，如弯腰、旋转，捡物时尽量屈髋、屈膝蹲下。

腰椎间盘突出症

腰椎间盘突出症，又称腰椎间盘纤维环破裂髓核突出症，是由于腰椎间盘的退行性改变导致髓核组织突出或脱出，刺激神经根及脊神经产生一系列的临床表现。腰椎间盘突出症是比较常见的腰部疾患，也是临床最常见的腰腿痛疾患。

◆ 腰椎间盘突出症的好发部位有哪些？

①发病部位以腰 4、5 和腰 5 骶 1 椎间盘为最常见，其他部位的腰椎间盘也

可发生。

②可以是单节或多节段发病，突出方向以向后或向后外侧突出压迫神经根最为常见，也可向后方突出压迫硬膜囊甚至马尾神经。

🔷 引起腰椎间盘突出症的病因有哪些？

①基本病因。腰椎间盘退行性改变、椎间盘自身解剖弱点、遗传因素、腰部外伤、腰骶部先天异常等。

②诱发因素。多数患者因腰扭伤或劳累而发病，常见的有增加腹压、腰姿不正、妊娠等。

🔷 腰椎间盘突出症有哪些表现？

①腰痛；②神经性间歇性跛行；③一侧或双侧下肢放射痛；④下肢麻木或感觉异常和肌肉麻痹；⑤严重者出现二便功能障碍。

🔷 腰椎间盘突出症患者在日常生活中应注意哪些事项？

①避免长期进行弯腰活动。在进行用力地弯腰活动时，腰椎间盘所承受的压力是正常情况下的1—5倍以上，长期超出腰椎间盘的耐受力，会出现腰腿疼痛的症状。

②避免长期久坐。长期久坐会使腰椎间盘所承受的压力大大增大，腰椎处于后伸的状态，腰部肌肉韧带处于紧张状态，腰椎间盘承受的压力会增大10倍。腰部肌肉长期处于紧张的状态，会导致腰部肌肉的损伤，进而对腰部的保护力下降，随之容易在外力作用下导致椎间盘纤维环破裂，髓核突出压迫神经。

🔷 腰椎间盘突出症患者疼痛期应当注意什么？

①睡硬板床或高质量的乳胶床垫可以减轻椎间盘承受的压力。

②注意腰部保暖，尽量不要受寒。白天间歇性佩戴腰带，加强腰背部保护。

③平时不要做弯腰又用力的动作,如拖地板等。急性发作期尽量卧床休息,疼痛缓解后也应注意休息,不要过于劳累,以免加重疼痛。

④手提重物时不要弯腰,应当先蹲下拿到重物,然后慢慢起身,尽量做到不弯腰。

⑤多摄入含钙量高的食物,如牛奶、奶制品、虾皮、海带、芝麻酱、豆制品,有利于补充钙质,注意营养结构合理。

◆ 腰椎间盘突出症如何进行康复治疗?

①牵引治疗。牵引可以使下段腰椎的椎间隙增大,从而产生负压,同时也可以使后纵韧带紧张,加速椎间盘恢复原位,还可以缓解疼痛。牵引可以是持续的也可以是间歇性的,通常首次牵引力量选择 <25% 体重,适应后逐渐增加牵引力量,常用的牵引力量范围为 15—30kg。每次牵引持续 20—30 分钟,门诊治疗通常以 10 —20 次为一个疗程,不过牵引治疗次数因人而异,个别患者可能需要牵引 30 —40 次才能使症状有明显的改善。

②理疗。采用中低频电疗或超短波治疗,起到松解粘连,促进炎症部位水肿吸收的作用。

③运动治疗。运动治疗对于腰痛患者的恢复十分重要,许多患者就是因为腰背部的肌肉力量薄弱,才导致患上椎间盘突出症,但是运动治疗要讲究科学,采取不同的运动治疗手段,应由康复理疗科医师做专业指导。

❯ 相关知识

— 确诊腰椎间盘突出症要做哪些检查 —

怀疑自己得了腰椎间盘突出症,一定要到骨科或康复理疗科就诊,往往需要先进行普通的 X 线检查;对于高度怀疑的患者,需要做 CT 或 MRI 进一步检查。

④ 中医康复。如针灸和拔火罐等对疼痛也均有较好的治疗作用。

上肢骨折的康复训练

◆ 上肢常见的骨折有哪些?

主要有锁骨骨折、肱骨干骨折、肱骨外科颈骨折、肱骨髁上骨折、肱骨外髁骨折、尺桡骨干骨折、尺骨上 1/3 骨折合并桡骨头脱位、桡骨中下 1/3 骨折合并尺桡关节脱位、桡骨远端骨折。

◆ 上肢骨折日常护理应注意哪些事项?

①夹板或石膏固定后,肢体抬高于心脏水平,坐起或下床时,上肢用三角巾悬吊,固定 4—6 周后,方可解除固定。

②上石膏后,如发现肢端肿胀、发凉、皮肤颜色发紫、局部伤口渗血,自我感觉剧痛、发痒、石膏过松或过紧等,应及时到医院就诊。

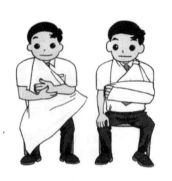

◆ 上肢骨折,如何按康复计划进行功能锻炼?

第一阶段:骨折后尽早开始活动石膏固定部位的上下关节。

①握拳、伸指与分指练习

将五指实心用力握紧,直到五指末端的血液有要全部被挤出的感觉,握拳 3—5 秒钟后慢慢放松并伸直五指,用力伸直五指并用力将五指分开,以最大的力量进行，每天不定时做3—5组，每组30次左右。

②前臂内外旋转练习

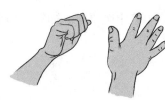

握拳、伸指与分指练习

患侧上肢保持中立位，向内外做主动旋转活动，如果患侧上肢不能主动进行，可在健侧上肢辅助下进行患肢的被动锻炼，每天不定时做3—5组，每组30次左右。

③腕、肘关节屈伸练习

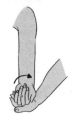
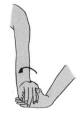

前臂内外旋转练习

患侧上肢掌心向上伸直，指、腕、肘关节主动做屈伸活动，患肢不进行主动活动时，可在健侧肢体辅助下进行患肢的被动活动，每天不定时做3—5组，每组30次左右。

腕、肘关节屈伸练习

第二阶段：骨折后两周，在以上锻炼的基础上，进行捏软球、抗阻力腕关节屈伸运动、抗阻力肩关节外展与旋转运动。

①捏软球练习

取橡胶质地的软球轻轻放入掌心，先用大拇指用力挤压软球，用力持续3—5秒，再用五指指腹用力捏软球，持续3—5秒，除大拇指外四指用力向掌心挤压软球，持续3—5秒，用大拇指下方大鱼际用力挤压软球，持续3—5秒，大拇指与食指、中指、无名指、小拇指分别用力挤压软球，持续3—5秒。每天不定时做3—5组，每组30次左右，加强手指力量和功能的锻炼。

捏软球练习

②抗阻力腕关节屈伸练习

患肢掌心向下水平放在桌子上，腕关节靠近桌

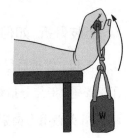

抗阻力腕关节屈伸练习

子边缘,手用力提起、放下约 0.5 公斤的重物。患者
可根据实际情况,增加或减少重量,每天不定时做
3—5 组,每组 30 次左右,加强腕关节的屈伸力量。

③抗阻力肩关节外展、旋转练习

双脚打开同肩宽站立,健侧叉腰,患肢手握 30
厘米长木棒,水平打开、收回。每天不定时做 3 —
5 组,每组 30 次左右。双手握木棒两端,与腰部水

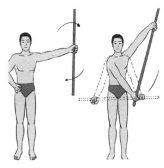

抗阻力肩关节外展、旋转练习

平,分别向左右两侧做肩关节外展、内收锻炼,保持肘关节伸直。

第三阶段:骨折后三周,在以上锻炼的基础上,进行抗阻力肘关节屈伸与肩
关节内外旋转运动。

①抗阻力肘关节屈伸与肩关节内外旋转练习

患者站立位,患肢肘关节屈曲,肩关节前后摆动或者身体前屈(即弯腰)上肢
下垂,尽量放松肩关节周围的肌肉和韧带;再做前后摆动的动作,幅度逐渐增大,
做 30 —50 次;然后挺直腰,稍做休息,再做持重物(0.5 —2 公斤)下垂摆动练习,
同样做前后摆动 30 —50 次,以不产生疼痛或不诱发肌肉痉挛为宜,开始所持重物
不宜太重,应从 0.5 公斤开始,逐渐增加到 2 公斤。

②患肢上举爬肩梯练习

患者面向墙面站立,患肢上抬,扶于墙面上,用手指沿墙面慢慢向上爬动,
使患肢尽量高举,达到最大限度时,在墙面做记号,然后慢慢向下返回原处,反
复进行,逐渐增加高度。每日做 3 —5 组,每组 30 次左右。

③回旋画圈练习

患者弯腰垂臂,甩动患臂,以肩为中心,由里向外或由外向里做画圈运动,
用臂的甩动带动肩关节的活动,幅度由大到小,反复做 30 —50 次。

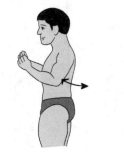 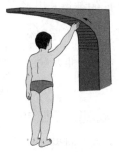 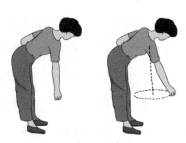

肩关节内外旋转练习　　患肢上举爬肩梯练习　　　　回旋画圈练习

第四阶段：在以上锻炼基础上，可自行选择其中的各种练习。

①肩关节内收和外展练习　患者仰卧位，双手十指交叉，掌心向上，放在头后部（枕部），先使两肘尽量内收，然后尽量外展，反复做 30—50 次。

②梳头练习　患者站立或仰卧均可，肘屈曲，做梳头动作，每日做 3—5 组，每组 30 次左右。

③摸背练习　患者站立，患肢置于背后，肘部屈曲沿着脊柱尽量向上或向下摸，以最大限度为准，反复练习 30—50 次。

④上臂外展、外旋运动　上臂外展、外旋，用手摸自己的头后部。

下肢骨折的康复训练

◆ 下肢常见的骨折有哪些？

主要有股骨干骨折、股骨粗隆间骨折、股骨髁上骨折、髌骨骨折、胫骨平台骨折、胫腓骨骨折、踝部骨折、距骨骨折、跟骨骨折及趾骨骨折等。

◆ 如何按康复计划进行功能锻炼？

①石膏固定后或内固定麻醉清醒后，尽早开始做踝部运动，预防小腿肌肉挛缩。

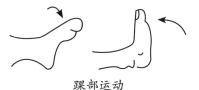

踝部运动

仰卧位，足尖上抬，足背向小腿前面靠拢，通俗地讲就是脚尖用力往后勾，到最大限度后，持续 3—5 秒。与背伸相对的是跖屈，使足尖用力前伸，达到最大限度，持续 3—5 秒，每天做 3—4 组，每组 10 次。

②术后 1 天即可开始进行股四头肌静止收缩练习。

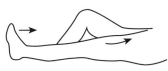

股四头肌静止收缩练习

仰卧位，下肢伸直平放在床上，膝关节下垫软枕，主动下压膝关节，以尽可能大的力度绷紧肌肉，保持大腿肌肉紧缩状态 10 秒，放松，每天做 3—4 组，每组 20 次。这种方式因不移动下肢，不必活动关节，是一种非常安全的练习方式。练习时力度自我调控，疲劳

❯ 相关知识

伤后 3 个月内扶拐杖行走，患肢避免负重，上下楼梯时，需他人帮助或扶手支持，每次只能上下一级楼梯，切记健肢先上，患肢先下。锻炼时应注意以主动锻炼为主，被动活动时动作应轻柔，以不引起剧烈疼痛为度，以免引起骨化性肌炎而加重关节僵硬。

或者疼痛时减小力度,甚至停下。下肢骨折及关节置换术都适合做此练习,但禁止做抬举动作。

③术后第二周,在保持股骨不旋转、不内收情况下开始做髋与膝关节屈伸运动髋与膝关节主动屈伸活动。

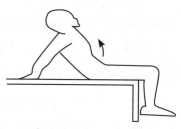

仰卧位,脚后跟在床上向臀部慢慢滑动后收,然后缓慢伸直,每天做 3—4 组,每组 10 次。

④三周后要求患肢做屈伸练习。

患肢主动做屈伸练习

坐在床边,小腿下垂,双脚踩地或脚蹬地,练习用双臂撑起上身和抬起臀部,达到锻炼髋和膝关节的目的。

⑤在骨折恢复期进行坐位、站位与蹲位的转换练习,加强髋、膝、踝部的肌力,以恢复行走能力,加强下肢的稳定性。

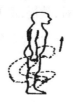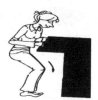

正确的坐位、站位与蹲位的转换练习　　　　　扶栏杆下蹲练习

下床时健侧先负重,上床时患肢先上,下蹲时保持髋关节处于 90°,站立时健侧肢体负重。

⑥石膏固定患者,4—8 周去除石膏后,做髌骨被动活动、主动屈膝活动、扶栏杆下蹲练习,循序渐进,6—8 周可拄拐杖行走。

人工髋关节置换术后须知

◆ 了解髋关节置换术是什么？

髋关节由股骨头和髋臼等组成。全髋关节置换术就是手术置换髋关节的股骨头及髋臼。半髋关节置换术就是手术置换股骨头。人工假体主要有生物型和非生物型之分。

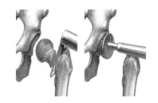 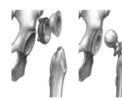 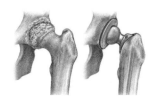

切除股骨头及部分股骨颈和髋臼部分软骨　　将股骨头假体打入股骨，并复位　　术前与术后

◆ 髋关节置换术有哪些手术适应症？

①骨性关节炎。②类风湿性关节炎。③创伤性关节炎。④股骨头无菌性坏死。⑤某些髋关节骨折（股骨颈骨折等）。

◆ 术后康复训练内容有哪些？

①如何下地

a. 将助行器放在术侧腿旁,向床边移动身体。

b. 将术侧腿移到床下,防止术侧髋内收、内旋。

c. 健侧腿顺势移到床下,将身体转正,扶助行器站立。

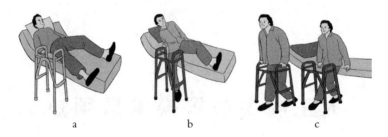

     a   b   c

②如何坐下

  a. 坐下之前做好准备,需要有靠垫和扶手的椅子,加坐垫,倒退时看好位置,双手扶稳,缓缓坐下。

  b. 屈髋不能超过 90°,要坐较高的椅子。

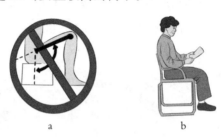

      a   b

③如何站立

  a. 从椅子上站起,身体首先挪到椅子旁。b. 患肢放在前面,健侧腿承受大部分体重。

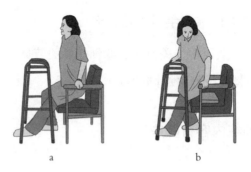

     a   b

④站立练习

  开始时会感觉头晕,一定要有人在身旁协助,直到有足够力量自行站立,一定要手扶床边和墙上扶手。

a.站立抬腿练习。b.站立后伸和外展练习

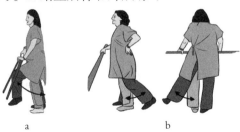

a

b

⑤如何用助行器迈步行走

a.助行器摆在身前 20cm。b.先迈术侧腿,再将健侧腿跟上

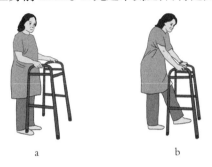

a

b

◆ 出院后如何康复训练?

①由助行器改为双拐进行行走

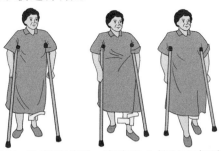

前移双拐一足距离,健侧脚落地,前移重心越过双拐连线,健侧足前移越过

双拐连线 20 — 30 分钟,交替进行。

②继续住院期间的站位练习

③上下楼梯练习

一般在术后 21 天可上下楼梯，3 周时间髋关节周围软组织基本痊愈。

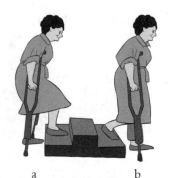

a.上楼梯：健侧腿先迈上台阶，术侧腿再迈上台阶。b.下楼梯：双拐先移到下一台阶，术侧腿再迈下台阶，最后健侧腿迈下台阶。

a　　　　　　b

◆ 人工髋关节置换术后在日常生活中应注意哪些事项？

①术后家中座椅、坐便器和楼梯需安装可靠的扶手。

②卫生间备可靠的扶手和椅子。

③把马桶位置调整到一定高度。

④清除家中活动区域内所有可能引起跌倒的物品。

⑤尽量避免深蹲屈髋超过 90°。

⑥在穿鞋袜时，卧床，足置于床上，屈体屈髋穿，避免双下肢交叉。

⑦建议在术后 6 周内不要开车。

⑧机场安全检查时可向安检人员说明情况并出具相关证明。

> **相关知识**

― 牢记"六不"口诀 ―

①不下蹲。

②不侧身弯腰或过度向前弯腰。

③不坐矮的凳子或软沙发。

④不向患侧侧卧。

⑤不跷二郎腿。

⑥不盘腿。

PART 11 第11章

五官科常见疾病教育

WUGUANKE CHANGJIAN JIBING
JIAOYU

屈光不正

◆ 什么是屈光不正？

当眼调节静止时，外界的平行光线经眼的屈光系统恰好在视网膜黄斑中心聚焦，这种屈光状态为正视，若不能在视网膜黄斑中心聚焦，将不能清晰成像，称为屈光不正。

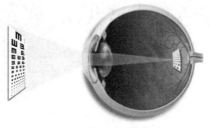

视觉成像原理

◆ 屈光不正有哪些治疗方法？

①佩戴框架眼镜。这是目前最安全的矫正近视眼的方法。

②佩戴角膜接触镜（隐形眼镜）。双眼度数相差250度以上者戴隐形眼镜更加有利于视物清晰。透气性高的硬性角膜接触镜可以减缓度数上升。

③佩戴角膜塑形镜（OK镜）。这种方法是通过压迫角膜中央区，使角膜的度数改变，从而起到矫正作用。因为角膜具有一定弹性，压迫后恢复有一定的时间，一旦停戴，可以维持1—2天甚至1周的矫正效果，并且可以减缓度数上升。

④角膜屈光手术。18周岁以上且两年内度数上升不超过50度的患者有需求可考虑手术治疗。

◆ 如何预防屈光不正？

①适度运动。多打羽毛球、乒乓球。

②避免长时间用眼。避免长时间近距离地工作，避免长时间使用电子产品，如手机、电脑等；用眼距离保持在 35cm 左右最佳，阅读 1 小时左右要休息 5—10 分钟。休息时不妨出去走走，看看远处物体或做眼睛保健操，帮助眼部肌肉放松。

③要有良好的阅读条件。如适当的照明、良好的纸质、清晰的印刷、大小适当的字体、合适的桌椅高度等。

④看电视有讲究。电视机放置在眼睛视线正前方，眼睛与电视机的距离保持在 3m 以上，室内灯不可全关掉，电视荧幕影像需清晰，每看 30 分钟要休息 5 分钟，可利用广告时段闭目休息或起来走走。

◉ 相关知识

― 日常生活中用眼注意事项 ―

教育孩子看书、写字姿势要端正，不要养成趴在桌子上学习的习惯，也不要躺着或坐车时看书。学习时保证光线充足、柔和，不要在阳光直射下学习，光源应在左前方。如患有屈光不正，应及时戴度数合适的眼镜。

白内障

眼球内有一个晶状体，它相当于一片装在"袋子"里的"玻璃片"，诸如老化、遗传、免疫与代谢异常、外伤、中毒、辐射等原因，均可使"玻璃片"损伤，引起"玻璃片"代谢紊乱，从而导致其变性而变得混浊，就如透明玻璃变成了磨砂玻璃，这就是白内障。此时光线被混浊晶状体阻挠无法进入眼内，导致视物模糊。

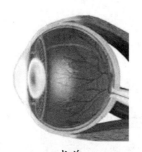
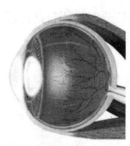

术前　　　　　　　　　　　　　　　术后

◆ 白内障有哪些临床表现？

①常为双眼发病，发病时间和程度可以不同。

②近视度数加深，需要经常频繁更换眼镜。单眼视物重影，眼前固定黑影，视物发灰、发暗，畏光等。

③渐进性、无痛性视力下降，最后仅见眼前手动或白晃晃一片。

◆ 哪些人群易患白内障？

①最常发生于 50 岁以上的老年人，年龄越大发病率越高。

②糖尿病患者或高度近视患者发生白内障的时间相对较早。

◆ 白内障分为哪几种？

①年龄相关性白内障。进入老年开始发生晶状体混浊，随着年龄的增长，患病率明显上升。此类白内障主要发生于老年人，又称为老年性白内障，主要症状为渐进性、无痛性视力减退。

②先天性白内障。这是一种儿童常见致盲性眼病。患儿在出生时或出生后

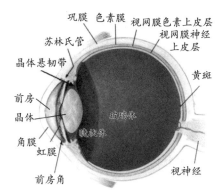

第 1 年内发生晶状体混浊，为家族性或散发性，伴发或不伴发其他眼部异常或遗传性、系统性疾病。由遗传、怀孕前 3 个月子宫内病毒感染、药物、代谢性疾病等引起。瞳孔内有白色混浊，有时伴眼球震颤。

③外伤性白内障。眼球挫伤、穿通伤、爆炸伤等引起晶状体混浊，称为外伤性白内障。如果晶状体受伤，视力会很快减退。

④代谢性白内障。代谢障碍引起晶状体混浊，称为代谢性白内障，其中糖尿病性白内障最常见。很多人认为糖尿病性白内障不能做手术，这是错误的观点。糖尿病性白内障患者应当将血糖控制在适当范围内，并尽早手术，这样有利于观察和治疗眼底病变。

⑤后发性白内障。这是指白内障摘除术后，或外伤性白内障部分皮质吸收后，形成晶状体后囊膜混浊。

◆ 白内障有哪些治疗方式？

①药物治疗对逆转晶状体混浊没有确切的效果，目前国内外都处于探索研究阶段。

②手术治疗是白内障患者复明的最有效手段。超声乳化白内障吸除联合人工晶体植入已成为常规白内障手术方式。

◆ 白内障手术有哪几种方式?

①现代囊外白内障手术。适用于晚期白内障患者,手术切口 5—6.5mm。

②超声乳化白内障摘除术。此为目前国内最常用的手术方式,切口不超过 3mm,无须缝合,手术散光更少,术后视力恢复快。激光乳化白内障吸除术用激光替代超声波,作为新技术具有更微创、安全、快速的手术效果,逐渐在临床中应用。

③囊内白内障摘除术,即把白内障连同囊袋一起取出来。由于不能植入常规人工晶状体,目前这已经不是常规手术方式,仅适用于晶状体脱位的患者。

◆ 什么是人工晶状体?

人工晶状体是取代混浊晶状体,并植入眼球内的一种光学物体,性能极其稳定,能够长期为眼组织所耐受,相当于眼内的"小眼镜"。取出混浊晶状体后,如果不植入人工晶状体,眼睛通常为高度远视状态,裸眼视力较差。成功植入人工晶状体后,终身不需要更换。

❯ 相关知识

— 如何正确使用滴眼液 —

①使用滴眼液前先用肥皂清洁双手,如有眼部分泌物应同时予以清洁。

②确认所使用的滴眼液。

③仰卧或坐位并抬头,眼睛向头顶方向看,一手拿滴眼液,另一手轻轻下拉下眼皮,将滴眼液悬空滴入下眼皮与眼白形成的V形开口内,轻轻闭眼后,用手轻轻提一提上眼皮,闭眼2—3分钟,并且指压眼内侧泪管处。

◆ 白内障术前准备有哪些？

①眼科检查有裂隙灯检查和视力、验光、眼压、角膜曲率、角膜地形图、角膜内皮镜、眼底检查等。常规检查有大便常规、尿常规、血常规、凝血功能、血生化、心电图、胸片、眼部 B 超等。

②术前三天使用抗生素滴眼液,如左氧氟沙星滴眼液。术前冲洗泪道,预防感染。

③术前 1 小时滴复方托吡卡胺滴眼液 6 次用于散瞳。

◆ 白内障术后需要注意哪些事项？

①术后拆除敷料后,遵医嘱使用滴眼液 1 个月以上,包括抗菌和激素滴眼液,一日 4 次,使用不同滴眼液应间隔 5 分钟。术后满 1 个月、3 个月定期门诊复诊,若有不适随时门诊复查。

②术后不可过度活动,忌咳嗽、打喷嚏、揉眼、用力及突然地低头,以免眼压升高或眼内出血。术后如有畏光,可戴墨镜或用纱布遮盖,待适应后及早去除。

青光眼

青光眼是一种危害人类健康的常见眼病,是当前致盲的主要原因之一。特征性表现为视乳头凹陷性萎缩或视野缺损、缩小。眼压升高是主要危险因素。眼压升高超过眼内组织(主要是视网膜、视神经)所能承受的限度,给眼内组织(角膜、虹膜、晶状体,尤其是视神经)带来损害。如果不及时采取有效治疗措施,视野可以全部丧失,最终导致失明。

◆ 青光眼分为哪几种?

①原发性青光眼,如急性闭角型青光眼、慢性闭角型青光眼、开角型青光眼(包括正常眼压性青光眼)、特殊类型青光眼。

②继发性青光眼,指因外伤、手术、肿瘤、炎症等继发的青光眼。

③发育性青光眼,如婴幼儿型青光眼、青少年型青光眼、伴有其他先天异常的青光眼。

◆ 哪些人群需要注意青光眼?

50岁以上老年人,尤其是女性,患青光眼较多。往往会出现顽固性失眠,偏头痛,劳累、情绪波动后暂时性眼胀、眼痛,视物朦胧的症状,休息后即缓解。一年仅发作一两次,随着病情发展,发作越来越频繁,每次发作时间也越来越长,如此反复发作。

◆ 青光眼有哪些治疗方法?

①药物治疗。使用20%甘露醇、乙酰唑胺、醋甲唑胺、匹罗卡品滴眼液、马来酸噻吗洛尔(盐酸左布诺洛尔滴眼液)、贝他根滴眼液、阿发根(酒石酸溴莫尼定滴眼液)等。

②手术治疗。原发性青光眼患者可在药物控制眼压后行手术治疗,继发性青光眼患者在药物控制眼压后行相应原发病治疗,如老年性白内障膨胀期继发青光眼患者,在控制眼压后行白内障手术治疗。

◆ 青光眼有哪些手术并发症?

①眼内出血。术中因切口损伤眼内组织、术后因意外碰撞、剧烈咳嗽或老年患者高血压动脉硬化自发出血导致前房积血。

②眼内炎。术后眼球突然疼痛、球结膜充血水肿严重,眼内大量渗出液体,

甚至积脓。

③恶性青光眼。术后出水口出水过多、过快,使组织堵塞出水口,眼内液体逐渐增多,眼压急剧上升引起强烈的青光眼症状。

◆ 青光眼术后注意事项有哪些?

①用药指导。患者术后拆除敷料后,遵医嘱使用滴眼液 1 个月以上,包括抗菌和激素滴眼液,一日 4 次,不同滴眼液应间隔 5 分钟使用。术后满 1 周、2 周、1 个月定期复诊,若有不适,随时门诊复查。

②按摩指导。指压眼球按摩是眼外滤过术后重要的辅助治疗,可促使房水经角巩膜切口处外渗,形成一个有功能的滤过泡。如果眼压超过 12mmHg,前房已经形成,就可以开始指压眼球,每日 2—3 次,指压部位应位于滤过泡的对侧,向眼球中心加压,持续 10 秒,松开 5 秒,连续 3—5 分钟。注意不能过度指压眼球,防止前房消失、前房出血和伤口裂开。

◎ 相关知识

—— 青光眼常用药物治疗及不良反应 ——

①噻吗洛尔滴眼液

全身吸收可能有轻微心率减慢或心悸心搏缓慢者,长期应用应注意。易发生支气管阻塞的患者可能会出现喘息或呼吸困难,应慎用。对有心脏传导阻滞、支气管哮喘、窦房结功能不全者应忌用。滴眼药前应测脉搏,低于 60 次 / 分应停用。

②匹罗卡品(毛果芸香碱滴眼液)

a.因瞳孔小而致视力模糊并可因调节痉挛产生暂时性近视,有些患者可产生头痛及结膜炎。

b.长期用药者角膜后壁、晶体、前囊有色素沉着,易发生括约肌萎缩、虹膜囊肿及后粘连等。

③酒石酸溴莫尼定滴眼液（阿法根眼药水）

有口干、眼部充血、烧灼感及刺痛感、头痛、视物模糊等副作用。有严重心血管疾病的患者使用时应谨慎。

④布林佐胺滴眼液（派立明眼药水）

常见的有轻度至中度的刺痛、烧灼感、流泪不适等副作用。少见的有暂时性视朦、瘙痒、浅层点状角膜炎、结膜充血、过敏性睑结膜炎、异物感等副作用。本制剂属磺胺类的衍生物，所以凡对磺胺药物过敏的患者慎用。

⑤醋氮酰胺

a. 此药是一种利尿剂，长期应用可致低血钾，故应适当补钾。

b. 长期用药会使尿中枸橼酸盐排出减少，导致磷酸钙结晶沉淀而产生肾结石，故应注意尿液检查。一般与等量小苏打同服，以碱化尿液防止结晶沉淀。

c. 患有肝硬化、酸中毒、肾功能不全、心力衰竭患者禁用。

d. 长期服用可产生手足口唇发麻、困倦，这是因末梢神经敏感性增高所致，还可出现食欲不振、尿路结石、肾绞痛、血尿等副作用，故不宜长期服用。

e. 对磺胺药物过敏者应慎用。

翼状胬肉

翼状胬肉是眼科常见病和多发病,俗称"外障",是指受外界刺激而引起的一种慢性炎症性病变,发生于单眼或双眼,又因其形状酷似昆虫的翅膀而得名。翼状胬肉为睑裂部球结膜与角膜上一种赘生组织,其侵犯角膜后日渐增大,甚至可覆盖至瞳孔区,从而严重影响视力。

◆ 翼状胬肉的发病因素有哪些?

翼状胬肉与长期野外工作,受风沙、尘土、冷、热刺激及紫外线照射损害有关。过度劳累、睡眠不足和结膜的慢性炎症也是诱发因素。

◆ 翼状胬肉会造成怎样的后果?

①翼状胬肉侵入瞳孔区而导致视力障碍。

②局部疼痛,畏光流泪。

③胬肉较大时,可阻碍眼球运动。

◆ 翼状胬肉如何防治?

①保持眼部卫生,尽可能避免烟尘、风沙等因素的刺激,如需长期户外工作,应戴防护眼镜。

②保持大便通畅,多饮水,多吃新鲜蔬菜和水果,忌辛辣刺激性食物,戒烟限酒,适当运动。

③勿用力挤眼,避免眼睛过度劳累,保持充足睡眠。

④掌握正确滴眼药水的方法,坚持在医生指导下正确用药。

⑤翼状胬肉反复肿痛,并逐渐增大时,需手术切除。

鼻 出 血

鼻出血又称鼻衄,多因鼻腔局部病变引起,可由全身疾病所引起。少年儿童、青年人出血多发生在鼻中隔前下部的黎氏区。中老年人的鼻出血多见于鼻腔后部,位于下鼻甲后端附近的吴氏鼻–鼻咽静脉丛及鼻中隔后部的动脉。此部位出血一般较为凶猛,不易止血,出血常迅速流入咽部,从口中吐出。局部疾病引起的鼻出血多发生于一侧鼻腔,而全身疾病引起者,可能两侧鼻腔交替或同时出血。

◆ 引起鼻出血的病因有哪些?

①局部原因。鼻部受到外伤撞击或挖鼻过深或过重。鼻中隔偏曲或有嵴、矩状突,局部黏膜菲薄,受空气刺激。患急性鼻炎、萎缩性鼻炎。鼻腔、鼻窦或鼻咽部肿瘤,如血管瘤、恶性肿瘤等。

②全身原因。动脉压过高,如高血压、动脉硬化。静脉压升高,如二尖瓣狭窄、肺水肿等。患急性发热性感染性疾病,如呼吸道感染、流感等。血液性疾病,如白血病、血友病等。

◆ 鼻出血有哪些治疗方法?

常用的止血方法有指压止血、局部应用止血药物、烧灼法止血、前后鼻孔填塞止血等。

◆ 如何预防鼻出血？

①老年人平时活动时动作宜慢,勿用力擤鼻。

②宜吃一些易消化的软食,多吃水果、蔬菜,忌辛辣刺激性饮食。

③保持情绪稳定,消除焦虑情绪。

④出血时,可采用指压法止血,即用手指捏紧双侧鼻翼或将出血侧鼻翼压向鼻中隔 10 — 15 分钟,同时冷敷前额或后颈部。

⑤老年鼻出血患者多伴有高血压、冠心病、支气管炎等,必须针对病因进行相应的治疗,尤其是高血压患者,一定要将血压控制在正常范围内。

⑥保持大便通畅,便秘者可使用缓泻剂。

⑦保持室内空气流通,温度在 10—20℃,空气湿度应 ≥ 60%。

⑧鼻出血儿童,应纠正其挖鼻、揉鼻等导致鼻黏膜损伤的不良习惯。

慢性鼻窦炎

慢性鼻窦炎多因急性鼻窦炎反复发作而未彻底治愈迁延所致,可发生于一侧或双侧,可限于一窦或多窦,如一侧或两侧各窦均发病,则称为全组鼻窦炎。

◆ 引起鼻窦炎的主要病因有哪些？

急性鼻窦炎反复发作或未彻底治愈。鼻腔或鼻窦慢性疾病,如鼻中隔偏曲、慢性鼻窦炎等,增加鼻黏膜反复发生感染的机会,分泌物长期刺激鼻腔黏膜,不易彻底治愈。

①临近部位感染性病灶,如慢性扁桃体炎、腺样体肥大等。

②鼻腔用药不当或过久,如鼻内滥用药物可导致药物性鼻炎,鼻内用丁卡因、利多卡因等可损害鼻黏膜纤毛的输送功能。

③受职业及环境因素影响长期或反复吸入粉尘和有害气体。

❤ 慢性鼻窦炎的主要表现有哪些?

①脓涕多。这是慢性鼻窦炎的主要症状之一,鼻涕多为脓性或黏脓性,呈黄色或黄绿色。牙源性上颌窦炎患者的鼻涕常有腐臭味。

②鼻塞。鼻塞多因鼻黏膜充血肿胀和分泌物增多所致,常可致暂时性嗅觉障碍。伴有鼻息肉时鼻腔可完全阻塞。

③头痛。一般头痛较轻,常表现为钝痛或头部沉重感,白天重,夜间轻。患牙源性上颌窦炎时,常伴有同侧上列牙痛。

④嗅觉减退或消失,多数属暂时性,少数为永久性。

⑤视功能障碍。视功能障碍是本病的眼眶并发症之一,主要表现为视力减退或失明。

⑥其他。由于脓涕流入咽部和长期用口呼吸,常伴有慢性咽炎症状,如痰多、异物感或咽喉疼痛等。若影响咽鼓管,也可有耳鸣、耳聋等症状。

❤ 慢性鼻窦炎的治疗方法有哪些?

①局部可使用糖皮质激素、鼻内减充血剂(盐酸羟甲唑啉喷雾剂),用生理盐水冲洗鼻腔。

②抗病毒治疗。合并细菌感染后有可疑并发症时,全身应用抗生素。发热者给予镇痛药。

③手术治疗,如上颌窦根治术、鼻中隔偏曲矫正术、鼻内鼻窦开放术等。

◈ 慢性鼻窦炎术后应注意什么?

①全麻术后去枕平卧 6 小时,禁食 6 小时后,可摄入温凉的流质或半流质饮食,少量多餐,避免辛辣刺激性食物。

②注意观察鼻腔渗血情况,如果后鼻孔有血液流下,一定要吐出,以便医生观察出血量,并防止血液进入胃内,刺激胃黏膜引起恶心、呕吐。24 小时内可用冰袋冷敷鼻部和额部,如出血过多,及时通知医生处理,必要时医生可用止血药物。遵医嘱使用抗生素,预防感染,注意保暖,防止感冒。

③不要用力咳嗽或打喷嚏,以免鼻腔内纱条松动后脱出而引起出血。学会避免打喷嚏的方法(用手指按人中、做深呼吸、舌尖抵住硬腭)。

④鼻腔填塞物一般于 24—72 小时后抽取,填塞物取出后 2 小时内避免喝热饮和热开水。根据医嘱使用滴鼻剂或行鼻窦冲洗。

⑤注意保护鼻部勿受外力碰撞,防止出血和影响手术效果。

⑥术后遵医嘱用药,冲洗鼻腔,定期门诊随访,1 个月内避免重体力活动。

◈ 慢性鼻窦炎在日常生活中应注意哪些事项?

①注意鼻腔卫生。正确的擤鼻方法为左、右侧鼻腔分次擤。鼻塞多涕者,宜先按一侧鼻孔,稍用力外擤,盐水洗鼻,之后交替而擤。涕过浓时,以盐水洗鼻,避免伤及鼻黏膜。

②游泳时姿势要正确,尽量做到头部露出水面。

③有牙病者,要彻底治疗。

④急性鼻窦炎需彻底治愈,及时治疗全身和局部疾病。

⑤生活有规律,防止感冒,注意劳逸结合,戒烟酒,避免辛辣食物。

⑥每天清晨用冷水洗脸,可有效增强鼻腔黏膜的抗病能力。

⑦在秋冬季节或感冒流行期间,外出戴口罩,避免公众聚会,少去公共场所。

声带息肉

声带息肉又称结节性声带炎，长期用声过度或用声不当常可诱发本病。一般声带前中 1/3 交界处损害严重，因黏膜局限性水肿、增生、角化、间质纤维化而形成对称性针尖或粟米大小的结节。

◆ 声带息肉主要有哪些症状？

声带息肉主要症状为声音嘶哑，根据息肉的大小、形态和生长部位，声音嘶哑程度会不同。轻者为间歇性声嘶，发声易疲劳，音色粗糙，发高音困难，重者沙哑，甚至失声。

◆ 声带息肉有哪些治疗方法？

①一般治疗。早期，让声带适当休息，声带息肉常常可变小或消失。经过一段时间的发生训练，声带息肉也会自行消失。

②药物治疗。局部可给予理疗和雾化吸入治疗。抑制胃酸分泌，减少因咽喉反流造成的咽喉黏膜慢性炎症，以治疗和预防声带息肉。

③手术治疗。对于较大的声带息肉，单纯休息、用药或者嗓音训练不奏效者，可考虑行声带息肉切除术。较小的息肉可在表面麻醉下通过纤维喉镜或电子喉镜切除，绝大多数声带息肉采用全身麻醉后在支撑喉镜下显微镜辅助的激光切除手术及显微器械微瓣手术。

◆ **声带息肉切除术后有哪些注意事项?**

①麻醉后 6—8 小时,可进食温凉、流质饮食,少量多餐,然后逐渐过渡到半流质饮食或软食,避免过冷、过热、过硬及刺激性食物。保持口腔清洁,餐后给予冷开水漱口。

②感觉咽喉有液体往下流应轻轻将其吐出,观察是否出血,若有出血,观察出血量大小。

③手术后两周内禁声,用文字和肢体动作进行交流。禁声两周后,避免大声说话,必要时吸足气后,慢慢说话,使用腹部发音方式,一字一句,简单回复。

④给予雾化吸入,促使痰液咳出。

⑤伤口未愈合前,应避免喝酸性果汁及进食辛辣刺激食物,如番茄汁、橙汁、葡萄汁、辣椒等。两周内避免进出公共场所,预防感冒,以免影响声带复原。按时服药,定期复查,门诊随访。

慢性扁桃体炎

慢性扁桃体炎是扁桃体的慢性炎症,多由急性扁桃体炎反复发作或隐窝引流不畅,而致扁桃体隐窝及其实质发生慢性炎症病变。

◆ **慢性扁桃体炎的发病与哪些因素有关?**

链球菌和葡萄球菌为本病的主要致病菌,它也可以继发于猩红热、白喉、流感、鼻腔及鼻窦感染。反复发作的急性扁桃体炎使实质性结构增生或纤维蛋白样变性,瘢痕形成,扁桃体隐窝阻塞,细菌与炎性渗出物充塞其中,且引流不畅,从而导致慢性扁桃体炎发生。

🔶 慢性扁桃体炎有哪些临床表现?

①检查可见扁桃体和舌腭弓呈弥漫性充血,隐窝口有反复发作的咽痛且有易感冒或扁桃体周围脓肿的病史。平时症状多不明显,但常有急性发作病史。

②常有咽干、发痒、异物感、刺激性咳嗽、口臭等轻微症状。如扁桃体过度肥大,可能出现呼吸、吞咽或言语共鸣障碍,若儿童伴有腺样体肥大,可引起鼻塞、打鼾及中耳炎。

③常有消化不良、头痛、乏力、低热等症状。

④可见黄、白色干酪样点状物,这些点状物有时需用压舌板挤压舌腭弓才能自隐窝内排出。

🔶 哪些扁桃体需要切除?

①急性扁桃体炎反复发作,每年 5 次以上。

②有扁桃体周围脓肿病史。

③扁桃体过度肥大,妨碍吞咽、呼吸,导致营养障碍。

④有风湿热、肾炎、关节炎、风心病等,疑扁桃体为病灶。

⑤因扁桃体增殖腺体肥大,影响咽鼓管功能,造成分泌性中耳炎,经保守治疗无效。

⑥白喉带菌者,经保守治疗无效。

⑦不明原因的长期低热,而扁桃体又有炎症存在。

⑧各种扁桃体良性肿瘤,对恶性肿瘤则应慎重选择病例。

🔶 慢性扁桃体炎的手术禁忌有哪些?

①年龄。除非病情确实需要及时手术,一般 5 岁以后才考虑手术。

②扁桃体及咽部急性充血或急性扁桃体炎消退时间不长者,宜等待 3—4 周后进行手术,以免术后出血及感染。

③在风湿疾病或急性肾炎过程中,如需切除扁桃体,需在风湿发病后 4—6 个月,肾炎 4—6 周后,病情缓解即可手术治疗。如患者长期服用乙酰水杨酸、水杨酸钠或肾上腺皮质激素(强的松等),宜在停药后 2 个月再行手术。

④急性传染病,如活动性肺结核、脊髓灰质炎患者,应避免扁桃体切除术。妇女月经期及月经前期不宜手术。

⑤患者家属中免疫球蛋白缺乏或自身免疫疾病的发病率高者。白细胞计数低于 3000/mm^3 者,不宜于术。

◆ 扁桃体术后需要注意哪些事项?

①如无出血,局麻术后 2 小时、全麻清醒后 6 小时可摄入冷流质,如粥油、牛奶、豆浆、麦乳精、营养汤、藕粉、雪糕、冰砖等,次日改为半流质,如烂面条、蛋汤、馄饨皮、粥等,3 日后可摄入软食,2 周内忌摄入硬食及粗糙的食物。因创面疼痛,可少量多餐,鼓励进食。

②扁桃体手术后,会有不同程度的疼痛产生,属于正常现象。为帮助止痛,可以听音乐、看电视分散注意力,也可适当喝冷饮,用冰块、冰袋或浸过冰水、冷水的毛巾、布块贴敷在颈部两侧,减轻疼痛。

③手术当日尽量少说话,避免咳嗽,以免引起伤口出血。轻轻地吐出口腔分泌物,不要咽下。

④保持口腔卫生,进食前后用温盐水或漱口液漱口,预防口臭及感染。

慢性化脓性中耳炎

慢性化脓性中耳炎是中耳黏膜、骨膜或深达骨质的慢性化脓性炎症。临床上以耳内长期间断或持续性流脓、鼓膜穿孔和听力下降为特点，在一定条件下，还能引起颅内、外并发症。

◆ 引起慢性化脓性中耳炎的病因有哪些？

①急性化脓性中耳炎未彻底治愈，病程迁延8周以上，或急性坏死性中耳炎病变深达骨质。

②鼻咽部腺体肥大、慢性扁桃体炎、慢性化脓性鼻窦炎等疾病导致中耳炎反复发作。

③全身或局部抵抗力下降，如营养不良、慢性贫血、糖尿病等。

◆ 慢性化脓性中耳炎的主要症状有哪些？

①耳内流液为间断性，或长期持续不停，上呼吸道感染或经外耳道再感染时，流液增多。分泌物为脓性黏液，稀薄或黏稠，有肉芽或息肉者，分泌物中偶尔混有血液，分泌物的量多少不等。

②听力损伤程度不等，轻者可无明显感觉，严重时才感到听力下降。

③部分患者可出现耳鸣。

◆ 慢性化脓性中耳炎的药物治疗需要注意哪些事项?

①引流通畅者,以局部用药为主,炎症急性发作时,可以酌情使用抗生素。

②局部用药指导,抗生素溶液或抗生素与糖皮质激素混合液,如浓度为0.3%氧氟沙星滴耳液、利福平滴耳液、浓度为0.25%氯霉素滴耳液等,适用于鼓室黏膜充血、水肿,分泌物较多时。酒精或甘油制剂,如浓度为3%—4%硼酸甘油滴耳液、浓度为3%—4%硼酸酒精滴耳液、浓度为2.5%—5%氯霉素甘油滴耳液等,适用于脓液少、鼓室潮湿时。

◆ 如何预防慢性化脓性中耳炎复发?

①注意不要用力掏耳朵,洗浴和洗头发时做好对耳道的保护,避免污水及异物进入耳内。

②注意远离噪音环境,在治疗期间,不要使用耳机,特别不要长时间处在嘈杂的人群中。

③如有耳内流液,听力下降、耳鸣等症状需及时到医院就诊,不要随意用药。

◉ 相关知识

— 化脓性中耳炎药物治疗的注意事项 —

用药前用浓度为3%双氧水或生理盐水彻底清洗外耳道及鼓室的脓液,并用棉签拭干,或用吸引器吸尽,方可滴药。忌用氨基糖苷类抗生素制剂,如新霉素、庆大霉素等。脓液多或穿孔小者,忌用粉剂,否则会影响引流,甚至导致并发症。

口腔保健

◆ 什么是牙周病?

牙周病是指发生在牙支持组织(牙周组织)的疾病,包括仅累及牙龈组织的牙龈病和波及深层组织(牙周膜、牙槽骨、牙骨质)的牙周炎两大类。牙周疾病是常见的口腔疾病,是导致成年人牙齿丧失的主要原因之一,也是危害人类牙齿和全身健康的主要口腔疾病。

◆ 如何预防牙周病?

①养成良好的口腔卫生习惯,早晚刷牙、餐后漱口,使用牙线或牙间刷。

②刷牙是控制牙菌斑的主要方法,提倡用水平颤动拂刷法,重点刷牙龈边缘和牙缝处的牙面。刷牙要面面俱到,每次至少2分钟。

③洗牙是清除牙石最有效的方法。提倡每年到具备职业资质的医疗机构洗牙1次,以预防牙周病的发生。

④吸烟是牙周病的主要致病因素之一,吸烟者患牙周病的概率较不吸烟者高。戒烟对防治牙周病非常重要。

⑤补充含有维生素C的食品可调节牙周组织的营养,有利于牙周炎的康复。

◆ 如何预防龋病?

①早晚刷牙,养成饭后漱口、牙线清洁牙缝的好习惯。

②氟化物可有效预防龋病,可全身及局部用氟。局部用氟主要包括使用含

氟牙膏、含氟漱口液以及口腔医生使用的含氟涂料和氟化泡沫等。

③窝沟封闭可有效预防窝沟龋，窝沟封闭的适宜年龄：乳磨牙在 3—4 岁，第一恒磨牙（六龄齿）在 6—7 岁，第二恒磨牙在 11—13 岁。

④减少吃糖的次数，少喝碳酸饮料。

⑤定期口腔检查，一般成人至少每年检查一次。

◆ 如何选择牙膏？

含氟牙膏是首选。因为适量的氟化物可以降低牙釉质（俗称珐琅质）的溶解度，增强牙釉质晶体的结构强度，增大牙齿硬度，促进轻度脱矿牙釉质的再矿化，起到预防龋齿的作用。

◆ 如何选择牙刷？

选择牙刷时，刷头不宜过大，刷毛最好是软而细的优质尼龙丝（回弹力好、吸水性差、易干燥、耐磨性强），刷毛的顶端应选择磨毛、呈椭圆形的，刷柄要便于把握，过细过短都不适宜。若是符合上述四个条件，就可称之为"保健牙刷"了。

◆ 如何正确刷牙？

目前提倡较多的是"水平短距离颤动刷牙法"（即巴氏刷牙法）。这种刷牙方法可以让刷毛伸入龈沟与牙邻面，对准牙菌斑最易附着的区域，短距离水平颤动，可有效清除牙菌斑。用巴氏刷牙法的人群，应注意以下要领：将刷毛置于牙齿和牙龈交界处，与牙面呈 45°，水平轻轻颤动，然后顺牙缝上下刷，面面俱到，不要遗漏，用刷毛的上端刷上下前牙内侧，牙齿的咬合面则要来回刷，最后别忘了刷舌头，使口气更清新。建议每天要刷牙两次，每次每个部位刷 10 次（来回 5 次），刷牙时间因人而异，但每次一般不应少于 2 分钟。

◆ 拔牙应注意哪些事项？

①拔牙后咬住压在伤口上的消毒棉球或纱布，稍用力咬住，即可止血。拔牙后不要触摸伤口，切忌用手指触摸伤口。

②拔牙后 4 小时内不能漱口，更不能刷牙。急于漱口刷牙，则有可能将血块洗漱掉、刷掉而造成再出血，或引起牙窝空虚而导致疼痛难忍的"干槽症"，延长痊愈时间。有些人出于好奇，常用舌头舔伤口或用力吸吮伤口，结果加重了伤口损伤引起感染。

③拔牙后 2 小时方可进食，而且只能吃流质类食物，不可喝热开水或进食过烫、过硬的食物。

◆ 使用活动假牙需要注意哪些事项？

①因假牙可承受的压力较小，一般只有 2—3kg 左右，所以尽量不要吃带硬壳的东西，要吃的话，应先用榔头敲开。

②少吃黏性食品，因为黏性食品会将假牙粘住，使假牙脱离牙床。如果要吃，最好量少一点，分多次咀嚼。

③冷油条或其他"发韧"的食品不吃，因为"发韧"的食品不仅会嵌入假牙中，而且容易粘落假牙。

④不用门牙部位的假牙啃吃苹果、梨等，因为门牙部位的假牙不是垂直的，在啃的时候容易造成假牙脱落。

⑤注意保持假牙的清洁卫生，晚上睡觉的时候应脱下假牙并放入清水中，早上放点牙膏用牙刷顺齿缝刷洗干净再置入口中。

妇科常见疾病教育

FUKE CHANGJIAN JIBING
JIAOYU

外阴阴道假丝酵母菌病

外阴阴道假丝酵母菌病曾称外阴阴道念珠菌病，俗称"霉菌性"阴道炎，是由假丝酵母菌引起的常见外阴阴道炎症。病原体主要为假丝酵母菌，属机会致病菌，主要为内源性感染。通常假丝酵母菌感染的阴道 pH<4.5。

◆ 外阴阴道假丝酵母菌病的临床表现有哪些？

主要表现为外阴瘙痒、灼痛，部分有凝乳样阴道分泌物增多。妇科检查可见外阴红斑、水肿，常伴有抓痕，严重者可见皮肤皲裂、表皮脱落。阴道黏膜红肿，小阴唇内侧及阴道黏膜附有白色块状物，擦除后露出红肿黏膜面，急性期还可见到糜烂及浅表溃疡。

◆ 引起外阴阴道假丝酵母菌病的主要因素有哪些？

①应用广谱抗生素。

②妊娠。

③糖尿病。

④大量应用免疫抑制剂。

⑤接受大量雌激素治疗。

⑥穿紧身化纤内裤。

⑦肥胖。

🔷 如何治疗外阴阴道假丝酵母菌病?

①消除诱因:如积极治疗糖尿病,及时停用广谱抗生素、雌激素及皮质类固醇激素。勤换内裤,穿过的内裤、用过的盆及毛巾均应开水烫洗。

②阴道局部用药:咪康唑栓剂,每晚 1 粒(200mg),连用 7 日;或克霉唑栓剂,每晚 1 粒(150mg),连用 7 天;或 1 粒(500mg),单次用药;或制霉菌素栓剂,每晚 1 粒(10 万 U),连用 10—14 天。

③全身用药:常用氟康唑 150mg,顿服。

⑤对有症状的性伴侣同时进行治疗。

⑥门诊随访:若症状持续存在或诊断后 2 个月内复发者,需再次复诊。

🔷 预防外阴阴道假丝酵母菌病的措施有哪些?

①禁止滥用抗生素。

②如有糖尿病,注意血糖变化,消除病因,减少刺激。

③做好个人卫生,勤换内裤,穿过的内裤、用过的盆及毛巾均应开水烫洗。

④不主张阴道冲洗。用温水清洗外阴,避免使用刺激性洗液。

⑤保持外阴清洁干燥,非月经期不使用卫生护垫,选用棉质透气好的内裤。

⑥急性炎症期间,避免性生活。

⑦有症状的性伴侣也应同时进行治疗,以免重复感染。

🔷 如何治疗复发性外阴阴道假丝酵母菌病?

被确诊的外阴阴道假丝酵母菌病,一年内发作 4 次或以上,可诊断为复发性外阴阴道假丝酵母菌病。

①初始治疗。局部阴道用药时间延长为 7—14 天或口服氟康唑 150mg,第 4 日、第 7 日各加服 1 次。

②巩固治疗。推荐口服氟康唑 150mg,每周 1 次,连续 6 个月。

③门诊随访。在治疗结束后 7—14 日、1 个月、3 个月和 6 个月各随访 1 次,3 个月及 6 个月时建议进行真菌培养。

盆腔炎性疾病

盆腔炎性疾病是女性上生殖道的一组感染性疾病,主要包括子宫内膜炎、输卵管炎、输卵管卵巢炎、盆腔腹膜炎,以输卵管炎、输卵管卵巢炎最常见。盆腔炎性疾病若未得到及时、彻底治疗,可导致不孕、输卵管妊娠、慢性盆腔痛、炎症反复发作,从而严重影响妇女的生殖健康。

◆ 女性生殖道感染性疾病按照感染部位包括哪些?

① 下生殖道炎症:外阴炎、阴道炎、宫颈炎。

② 上生殖道炎症:子宫内膜炎、输卵管炎、输卵管卵巢脓肿、盆腔腹膜炎 。

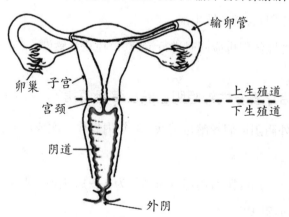

◆ 引起盆腔炎性疾病的病原体有哪些？

① 内源性病原体细菌,如需氧菌、厌氧菌。

②外源性病原体(主要为性传播病原体),如淋病奈瑟菌、沙眼衣原体 、支原体、病毒(HPV)。

◆ 盆腔炎性疾病存在哪些高危因素？

①高发年龄 15—25 岁。

②初次性交年龄小、有多个性伴侣、性交过频以及性伴侣有性传播性疾病。

③下生殖道感染,如淋病奈瑟菌性子宫颈炎、衣原体性子宫颈炎以及细菌性阴道炎等。

④宫腔内手术操作后感染。

⑤性卫生不良,如经期性交,使用不洁的月经垫等。

⑥邻近器官炎症直接蔓延,如阑尾炎、腹膜炎等,以大肠埃希菌感染为主。

⑦盆腔炎性疾病再次急性发作。

◆ 盆腔炎性疾病的临床表现有哪些？

①发病时下腹痛,若病情加重可出现高热、寒战、头痛、食欲不振等表现。

②阴道分泌物增多(脓性或脓血性白带,有臭味)。

③直肠膀胱刺激症状。

④月经不规则。

⑤由于病程长,部分患者会出现精神不振、失眠等神经衰弱症状。

◆ 如何预防盆腔炎性疾病？

①注意性生活卫生,减少性传播疾病。

②及时治疗下生殖道感染。

③开展公共卫生教育，提高公众对生殖道感染的认识及明确预防感染的重要性。

④严格掌握妇科手术指征，做好术前准备，术时注意无菌操作，预防感染。

⑤及时治疗盆腔炎性疾病，防止后遗症发生。

异位妊娠

受精卵在子宫腔外着床发育，称为异位妊娠，习称宫外孕。异位妊娠包括输卵管妊娠、卵巢妊娠、腹腔妊娠、宫颈妊娠及阔韧带妊娠等。在异位妊娠中，输卵管妊娠最为常见，占异位妊娠的 95% 左右。

◆ 异位妊娠的主要表现有哪些？

①停经。多有 6—8 周停经史，少数无停经史。

②腹痛。

③阴道流血。常有不规则阴道流血，血色暗红或深褐，量少呈点滴状，少数患者流血量类似月经。

④晕厥与休克。由于腹腔内出血及剧烈腹痛，轻者出现晕厥，重者出现失血性休克。

⑤腹部包块。腹腔内出血凝固并与周围脏器粘连形成包块。

其中，输卵管妊娠的典型症状有停经后腹痛和阴道流血。

◆ 引起异位妊娠的病因有哪些？

①输卵管炎症。

②输卵管妊娠史或手术史。

③输卵管发育不良或功能异常。

④辅助生殖技术（如试管婴儿）失败。

⑤避孕（如放环、口服紧急避孕药物）失败。

⑥子宫肌瘤或者卵巢肿瘤压迫输卵管等。

◆ 异位妊娠有哪些治疗方法？

①药物治疗。采用化疗药物（如甲氨蝶呤）治疗，主要适用于早期输卵管妊娠要求保存生育能力的年轻患者。在药物治疗期间，密切监测人绒毛膜促性腺激素，并注意观察患者的病情变化及药物毒副作用。

②手术治疗。分为保守手术和根治手术，保守手术为保留患侧输卵管，根治手术为切除患侧输卵管。输卵管妊娠手术可经腹或腹腔镜完成，其中腹腔镜手术是治疗异位妊娠的主要方法。

子宫肌瘤

子宫肌瘤是女性生殖器官中最常见的良性肿瘤之一，多见于 30—50 岁妇女。可分为肌壁间肌瘤、浆膜下肌瘤、黏膜下肌瘤。子宫肌瘤可以单个（单发性子宫肌瘤），也可以多个（多发性子宫肌瘤）。据统计，30 岁以上妇女约 20% 有子宫肌瘤。

◆ 子宫肌瘤临床症状有哪些？

①经量增多及经期延长。这是子宫肌瘤最常见的症状，长期月经过多，造成继发性贫血，严重者可有贫血性心脏病。

②下腹包块。肌瘤增大使子宫超过 3 个月妊娠大时可从腹部触及。

③白带增多。

④压迫症状。肌瘤压迫膀胱引起尿频、尿急、排尿困难，压迫直肠引起下腹坠胀、便秘。

⑤腹痛。子宫肌瘤发生红色变性，或带蒂的浆膜下子宫肌瘤发生扭转时，可引起剧烈腹痛，伴有恶心、发热及肿瘤局部压痛。

⑥不孕或流产。

⑦其他，包括腰酸背痛等不适。

◆ 发生子宫肌瘤的因素有哪些？

子宫肌瘤的发生原因还不完全清楚，因肌瘤好发于生育年龄，青春期少见，绝经后萎缩或消退，提示其可能与女性性激素有关：

①与女性体内的雌激素水平升高或者紊乱有关。目前认为，高水平的雌激素持续刺激是发生子宫肌瘤的主要原因。

②孕激素有促进肌瘤有丝分裂、刺激肌瘤生长的作用。

③ 25%—50% 子宫肌瘤存在细胞遗传学的异常。

④肥胖与子宫肌瘤的发病率呈正相关。

⑤其他，如精神因素、长期性生活失调等。

◆ 子宫肌瘤的药物治疗？

①症状轻、近绝经年龄或全身情况不宜手术者可采用药物治疗。用药一般不超过 6 个月，6 个月以上会出现绝经综合征、骨质疏松等副作用，而停药后肌瘤又逐渐增大，故长期用药受限制。

②对于体积较大或位置特殊的肌瘤（如宫颈肌瘤和阔韧带肌瘤）或有贫血的子宫肌瘤患者，可用促性腺激素释放激素激动剂或米非司酮治疗，使肌瘤缩小并且闭经，达到改善贫血和降低手术难度的目的。

◆ 子宫肌瘤何时需要手术？

对于无症状的肌瘤，一般建议随访观察，每 3—6 个月复查 B 超。但是，如果出现以下情况，就需要考虑手术：

①月经过多导致中、重度贫血，药物治疗无效。

②严重腹痛、性交痛或慢性腹痛、带蒂肌瘤扭转引起的急性腹痛。

③肌瘤体积大或引起膀胱、直肠等压迫症状。

④能确定肌瘤是不孕或反复流产的唯一原因。

⑤绝经后子宫肌瘤不缩小反而增大；短期内子宫肌瘤增大迅速；超声检查提示肌瘤血运极其丰富等怀疑肉瘤变。

卵巢肿瘤

卵巢肿瘤是一种常见的妇科肿瘤，可发生于任何年龄。卵巢恶性肿瘤在女性常见恶性肿瘤中排第三位，仅次于宫颈癌和子宫内膜癌。早期病变不易发现，晚期病例也缺乏有效的治疗手段，因此卵巢恶性肿瘤致死率居妇科恶性肿瘤首位,已成为严重威胁女性健康和生命的主要肿瘤。

◆ 卵巢肿瘤临床症状有哪些？

①卵巢良性肿瘤较小时多无症状，常在妇科检查时偶然发现。肿瘤增大时，感腹胀或腹部扪及肿块。肿瘤增大占据盆、腹腔时，可出现尿频、便秘、气急、心悸等压迫症状。肿瘤蒂扭转、破裂或感染时，出现剧烈腹痛，常伴恶心、呕吐甚至休克。

②卵巢恶性肿瘤早期常无症状。晚期主要症状为：

a. 腹胀、腹部肿块、腹腔积液及其他消化道症状。

b. 部分患者可有突然的体重减轻,呈进行性消瘦、贫血等恶病质表现。

c. 肿瘤向周围组织浸润或压迫可引起腹痛、腰痛或下肢疼痛。

d. 功能性肿瘤可出现不规则阴道流血或绝经后出血。

e. 肿瘤压迫盆腔静脉可出现下肢水肿。

f. 有时可在腹股沟、腋下或锁骨上触及肿大的淋巴结。

◆ 卵巢肿瘤的治疗措施有哪些？

卵巢良性肿瘤可在腹腔镜下手术，而恶性肿瘤一般采用经腹手术。卵巢恶性肿瘤患者术后应根据其组织学类型、细胞分化程度、手术病理分期和残余灶大小决定是否接受辅助性治疗,化疗是主要的辅助治疗。

◆ 卵巢恶性肿瘤术后如何随访？

卵巢恶性肿瘤易复发,应长期随访和监测。一般在治疗后第1年，每3个月随访一次；两年后每4—6个月随访一次；5年后每年随访一次。

随访内容包括：症状、体征、全身及盆腔检查（包括乳腺检查）和B超检查。血清糖类抗原 125（CA125）、甲胎蛋白（AFP）、绒毛膜促性腺激素（HCG）等肿瘤标志物测定根据组织学类型选择。临床检查或肿瘤标志物检查提示肿瘤复发时可选择 CT、MRI 和 (或)PET–CT 检查等。

◆ 怎样预防卵巢肿瘤？

①高危人群，如有卵巢疾病家族史者，密切监测随访。

②高危妇女可通过口服避孕药预防卵巢癌发生。

③正确处理附件包块。对实质性或囊实相间，或直径大于 8cm 的囊性附件包块，尤其对发现于绝经后或伴有消化道症状者，应通过肿瘤标志物和影像学等检查，必要时行腹腔检查，明确诊断，及早手术，切忌盲目观察随访。

④卵巢癌筛查，如行 B 超、血肿瘤标志物、CA125、盆腔检查。

⑤预防性切除卵巢。遗传性卵巢癌综合征（HOCS）与 BRCA 基因突变密切相关，其家族成员是卵巢癌高危人群，建议行预防性切除卵巢。

子宫颈癌

子宫颈癌，习称宫颈癌，是最常见的妇科恶性肿瘤之一，高发年龄为 50—55 岁，是威胁女性健康和生命的主要杀手，近年来，宫颈癌的发病有明显年轻化的趋势。宫颈癌由高危型人乳头瘤病毒（HPV）的持续感染引起，是目前人类所有癌症中唯一病因明确的癌症。这对于宫颈癌的防治非常重要。

◆ 宫颈癌常见症状有哪些？

早期宫颈癌常无明显症状和体征。颈管型患者因子宫颈外观正常易漏诊或误诊。随病变发展，可出现以下症状：

①阴道流血。常表现为接触性出血，即性生活或妇科检查后阴道流血。也可表现为不规则阴道流血，或经期延长、经量增多。老年患者常为绝经后不规则阴道流血。出血量根据病灶大小、侵及间质内血管情况而不同，若侵蚀大血管可引起大出血。一般外生型癌出血较早，量多；内生型癌出血较晚。

②阴道排液。多数患者有白色或血性、稀薄如水样或米泔状、带腥臭味的阴道排液。晚期因癌组织坏死伴感染，可有大量米泔状或脓性恶臭白带。

③根据癌灶累及范围出现不同的继发性症状，如尿频、尿急、便秘、下肢肿痛等；癌肿压迫或累及输尿管时，可引起输尿管梗阻、肾盂积水及尿毒症，晚期可有贫血、恶病质等全身衰竭症状。

◆ 宫颈癌的高危因素有哪些？

①人乳头瘤病毒（HPV）感染。目前已知 HPV 共有 120 多个型别，30 余种与生殖道感染有关，其中 10 余种与子宫颈上皮内瘤变（CIN）和子宫颈癌发病密切相关。在接近 90% 的 CIN 和 99% 以上的子宫颈癌组织中已发现有高危型 HPV 感染，其中约 70% 与 HPV16、18 型相关。

②性行为及分娩次数。多个性伴侣、初次性生活小于 16 岁、过早生育、多产与子宫颈癌发生均有关。分娩次数增多，子宫颈创伤概率也增加，发生子宫颈癌的危险会增加。

◆ 宫颈癌早期筛查方法有哪些？

宫颈癌早期筛查通过三阶梯程序：

①宫颈细胞学检查（TCT）和（或）高危型 HPV–DNA 检测。

②阴道镜检查。

③子宫颈活组织检查。

◆ 宫颈癌筛查前注意事项有哪些?

在检查前 24—48 小时内需要做到:

①避免性生活。

②避免冲洗阴道。

③避免使用阴道栓剂。

④避免阴道内诊。

⑤避免阴道 B 超。

⑥若有急性炎症,需治疗后再取样。

⑦避开月经期。

◆ 宫颈癌如何治疗? 如何术后随访?

需根据临床分期、患者年龄、生育要求、全身情况等,综合考虑制订适当的个体化治疗方案。总原则为手术和放疗为主、化疗为辅的综合治疗。

宫颈癌治疗后复发 50% 在 1 年内;75%—80% 在 2 年内。治疗后 2 年内应每 3—4 个月复查 1 次;3—5 年内每 6 个月复查 1 次;第 6 年开始每年复查 1 次。随访内容包括盆腔检查、阴道脱落细胞学检查、胸部 X 线摄片、血常规及子宫颈鳞状细胞癌抗原(SCCA)检查等。

◆ 哪些情况需要宫颈癌筛查?

①不管性生活开始时间,21 岁前不建议筛查。

②21—30 岁:细胞学检测每 3 年一次。

③30—65 岁:细胞学或 HPV 检测每 3 年一次;HPV 联合细胞学检测每 5 年一次。

④既往无 CIN2 或更高级别病变全子宫切除不建议筛查。

⑤既往筛查充分阴性结束于 65 岁。

⑥既往筛查不充分持续筛查到 70 岁或 75 岁。

⑦ CIN2 或以上和 AIS 自然消退或妥善治疗后持续筛查 20 年。

◆ 如何预防宫颈癌?

宫颈癌病因明确、筛查方法较完善,是一个可以开展三级预防的肿瘤。

①一级预防:HPV 疫苗注射,其通过阻断 HPV 感染预防子宫颈癌发生。

②二级预防:通过普及、规范子宫颈癌筛查,早期发现子宫颈上皮内瘤变,并及时治疗高级别病变,阻断子宫颈浸润癌的发生。目前国际公认的宫颈癌筛查和确诊方法遵循三阶梯步骤:以宫颈细胞学检查(TCT)或细胞学结合 HPV DNA 检测作为初筛,可疑或阳性者作阴道镜检查,镜下定位进行活体组织病理学诊断。

③三级预防:对宫颈癌患者采取积极、有效的治疗措施,防止病情恶化,预防疾病复发,延长存活期,改善患者的心理状况,提高患者的生活质量,帮助患者建立战胜癌症信心。要积极采取预防措施,消除发病因素,减少子宫颈癌的发生。

子宫内膜癌

子宫内膜癌是发生于子宫内膜的一组上皮性恶性肿瘤,以来源于子宫内膜腺体的腺癌最常见,为女性生殖道三大恶性肿瘤之一,占女性全身恶性肿瘤

7%，占女性生殖道恶性肿瘤 20%—30%。平均发病年龄为 60 岁，其中 75% 发生于 50 岁以上妇女。近年发病率在世界范围内呈上升趋势。

◆ 子宫内膜癌的临床症状有哪些？

大多数子宫内膜癌患者出现阴道流血或阴道排液症状，无症状者不足 5%。

①阴道流血。主要表现为绝经后阴道流血，量一般不多。尚未绝经者可表现为月经增多、经期延长或月经紊乱。

②阴道排液。多为血性或浆液性分泌物，合并感染则有脓血性排液，并伴恶臭。

③下腹疼痛及其他。若癌肿累及宫颈内口，可引起宫腔积脓，出现下腹胀痛及痉挛样疼痛。晚期浸润周围组织或压迫神经可引起下腹及腰骶部疼痛，可出现贫血、消瘦及恶病质等相应症状。

◆ 子宫内膜癌有哪些高危因素？

①肥胖。②未孕。③晚绝经。④糖尿病。⑤高血压。⑥多囊卵巢综合征。⑦卵巢肿瘤。⑧外源性雌激素的应用。⑨乳腺癌患者以三苯氧胺进行辅助治疗会使子宫内膜癌发生的相对危险大大增加。

◆ 子宫内膜癌的治疗方式有哪些？

需根据具体情况选择手术、放疗、化疗或药物治疗，可单用或综合用。根据子宫内膜癌的分期决定是否放疗，放疗期间，避免紧张劳累，减少体力消耗。保持大便通畅，避免增加腹压动作，如咳嗽、便秘等，注意个人卫生，防止受凉，避免去人多的公共场所。

◆ 子宫内膜癌术后如何随访？

患者手术治疗后应定期随访，子宫内膜癌复发 75%—95% 在术后 2—3 年

内。随访内容应包括病史、盆腔检查、阴道细胞学涂片、胸部 X 线摄片、CA125
检测等,必要时可行 CT 及 MRI 检查。一般术后 2—3 年内每 3 个月随访 1 次,
3 年后每 6 个月 1 次,5 年后每年 1 次。

◆ 子宫内膜癌的预防措施有哪些?

①重视绝经后阴道流血和绝经过渡期月经紊乱的诊治。

②正确掌握雌激素应用指征及方法。

③有高危因素的人群,如肥胖、不育、绝经延迟、长期应用雌激素及他莫昔
芬等,应密切随访或监测。

④加强对林奇综合征(遗传性非息肉病性结直肠癌)妇女的监测,可在
30—35 岁后开展每年一次的妇科检查、经阴道超声检查和内膜活检,在完成
生育后可预防性切除子宫及双侧附件,但这类措施对患者生存的最终影响尚
不清楚。

盆腔脏器脱垂

盆腔脏器脱垂(POP)是一种常见的妇科良性疾病。许多患者会出现阴道膨
出、排尿功能障碍、排便功能障碍和性生活障碍,严重影响生活质量。

◆ 常见盆腔脏器脱垂的疾病有哪些?

①子宫脱垂。轻症者一般无不适。重症者有不同程度的腰骶部酸痛或下
坠感,伴有排便、排尿困难、便秘,易并发尿路感染。暴露在外的宫颈和阴道黏

膜长期与裤子摩擦,可致溃疡而出血,若继发感染则有脓性分泌物。

②阴道前壁膨出。轻者无明显症状,重者自觉下坠、腰酸,并有块状物从阴道脱出,实为膨出的阴道前壁。

③阴道后壁膨出。阴道分娩损伤是其主要原因,轻者往往无症状,明显膨出者可有下坠感、腰酸及大便困难,尤以大便干结时更难便出。

◆ 盆腔脏器脱垂的高危因素有哪些?

①妊娠、分娩,特别是产钳或胎吸困难的阴道分娩;产后过早参加体力劳动,特别是重体力劳动。

②慢性咳嗽、腹腔积液、频繁地举重物或便秘而造成腹腔内压力增加。

③肥胖尤其腹型肥胖,也可增加腹压。

④随着年龄的增长,特别是绝经后出现的支持结构的萎缩。

⑤医源性原因。

◆ 盆腔脏器脱垂的治疗方式有哪些?

盆腔脏器脱垂必须坚持以预防为主、防治结合的方针。

①非手术治疗

a.盆肌肉锻炼和物理疗法可增加盆底肌肉群的张力。盆底肌肉(肛提肌)锻炼,也称为凯格尔(Kegel)锻炼,可用于所有程度子宫脱垂患者,重度手术可辅以盆底肌肉锻炼治疗。单独采用盆底肌肉锻炼治疗适用于 POP-Q 分期 I 度和 II 度的子宫脱垂者。辅助生物反馈治疗效果优于自身锻炼。

b.放置子宫托。子宫托是一种支持子宫和阴道壁并使其维持在阴道内而不脱出的工具。POP-Q II-IV 脱垂患者均可使用。

c.中药和针灸:补中益气汤(丸)等有促进盆底肌张力恢复、缓解局部症状的作用。

②手术治疗

脱垂超出处女膜且有症状者可考虑手术治疗。根据患者年龄、生育要求及全身健康状况,采用个体化治疗。手术的主要目的是缓解症状、恢复正常的解剖位置和脏器功能,有满意的性功能并能够维持效果。

◆ 盆腔脏器脱垂的预防措施有哪些?

①分娩过程中,应听从医生的指导,不过早、过度用力。

②提高产科质量,避免困难阴道助娩。

③产后应充分休息,注意营养,体质虚弱的更要注意调理,要避免过早、过度操持家务及体力劳动。

④产后积极进行体操运动,以锻炼盆底肌肉及腹壁肌肉。

⑤改善生活方式,包括改善饮食习惯,增加粗纤维食物的摄入,控制体重,预防和治疗腹压增加的疾病。

⑥注意避免重体力劳动和举重等增加腹压的活动。

⑦加强疾病宣教,特别是对产后 42 天和患有盆底功能障碍性疾病及反复多次流产的女性及早进行筛查、诊断,并进行个体化的康复治疗和指导。

⑧普及科普知识,提高女性对于该病的认知和社会关注度。

人乳头瘤病毒(HPV)及 HPV 疫苗

人乳头瘤病毒与生殖相关癌症(包括子宫颈癌、外阴癌、阴道癌、阴茎癌、肛周癌、口咽癌)以及生殖器疣相关。目前发现的人乳头瘤病毒基因型已超过 150 个, 其中 13 个基因型已经被证实可导致子宫颈癌。大多数 HPV 相关的癌症病例是由基因型 16 和 18 引起的。HPV 疫苗接种显著降低了发生肛周癌和生殖道癌的风险。此外,接种 HPV 疫苗还可降低患口咽癌和母体传播 HPV 的风险。美国 FDA 已经证实三种疫苗对预防 HPV 感染有效,这些疫苗包括 2、4 和 9 价疫苗。

◆ 人乳头瘤病毒感染常见分型有哪些?

①低危型(非致癌型):HPV6、11、42、43、44。

②高危型(致癌型或者肿瘤相关型):HPV 16、18、31、33、35、39、45、51、52、56、58、59、68。

◆ HPV 疫苗有哪些种类?

HPV 疫苗类型	2 价疫苗	4 价疫苗	9 价疫苗
包含的 HPV 亚型	16、18	6、11、16、18	6、11、16、18、31、33、45、52、58
接种年龄	国内 9-25 岁 美国 9-26 岁	国内 20-45 岁 美国 9-26 岁	国内未上市 美国 9-26 岁
接种时间	0、1、6 月	0、2、6 月	0、2、6 月
上市时间	2007 年全球上市 2016 年 7 月中国上市	2006 年全球上市 2017 年 5 月中国上市	2014 年
预防	70% 宫颈癌	70% 宫颈癌 90% 尖锐湿疣	90% 宫颈癌 85% 阴道癌 50% 低级宫颈病变 90% 尖锐湿疣 95% 肛门癌

◆ 接种 HPV 疫苗有哪些注意事项?

①对疫苗活性成分或任何辅料成分有超敏反应者禁用。

②急性严重发热等疾病时应推迟接种。

③血小板减少症患者及任何凝血功能障碍患者接种需谨慎。

④妊娠期妇女应避免接种。

⑤HPV 疫苗接种并不能取代宫颈细胞学检查,定期例行宫颈筛查仍然是妇女预防保健的重要组成部分。

⑥一年内准备怀孕的女性、孕妇以及哺乳期的女性或中重度疾病患者，禁止接种。

⑦已经怀孕的女性可以考虑生完孩子、断了奶后再接种。

⑧在注射后发现怀孕，应当等生产完以后，再按规定接种疫苗。

PART 13 附 录

常见疾病健康教育考核要点

CHANJIAN JIBING JIANKANG JIAOYU

KAOHE YAODIAN

高血压病医护人员健康教育考核要点

◆ 住院教育

1.目的：使病人了解高血压病的相关知识，增强自我保健意识，提高配合治疗能力。

2.内容

①高血压的危害及导致血压升高的高危因素。

②有效控制危险因素的措施。

③药物治疗方案与配合注意事项。

④个体用药的剂量、作用及常见副作用。

⑤防治高血压的措施，包括低盐饮食、减肥、锻炼、戒烟和按时服药。

⑥与病人共同制订运动计划并指导病人实施。

⑦指导病人对防治效果进行正确的自我评价。

◆ 出院教育

1.目的：帮助病人掌握高血压病自我管理要点，建立良好的医患关系，遵医嘱服药，提高生活质量。

2.内容

①坚持长期服药的必要性，指导按医嘱服药，防止乱用药。

②制订出院后运动计划，建立良好的生活方式，包括合理饮食、控制体重、戒烟限酒等。

③宣传心理卫生保健知识,指导病人在日常生活中保持稳定的情绪。

④自我监测血压的方法。

⑤高血压加重时的症状和体征,以及就诊复查的内容和时机。

冠心病医护人员健康教育考核要点

◆ 住院教育

1. 目的：使病人了解冠心病的相关知识,掌握冠心病自我管理技巧,建立正确的行为模式。

2. 内容

①诱发冠心病的主要因素。

②不良行为模式与冠心病发病的因素。

③控制和稳定情绪的技巧。

④常用药物的服药方法、副作用及注意事项,其中包括降压药、血管扩张药、抗心律失常药、降脂药等。

⑤戒烟限酒、控制饮食的意义和方法。

⑥应引起警惕的症状,如心绞痛突然加重,应用血管扩张药,出现头痛、头晕、心悸、心律失常等。

⑦特殊检查和治疗的配合要点及注意事项。

⑧心理卫生知识与放松技巧。

◆ 出院健康教育

1. 目的：提高自我保健能力，建立正确的遵医行为。

2. 内容

①饮食与营养。说明限制脂肪、钠盐摄入量及少量多餐的意义，指导选择高蛋白、高维生素、低脂肪、低糖饮食。

②药物治疗。详细交代各种药物名称、作用、剂量、副作用及随意停药或更换药物的危害。

③休息与睡眠。详细说明活动量和每日应保持的睡眠时间及如何遵照医嘱应用助眠药物。

④心理指导。指导患者注意调整自我心态，学会放松技巧，保持情绪稳定。

⑤定期复查。说明在出现何种情况时，需要随诊复查。

支气管哮喘医护人员健康教育考核要点

◆ 住院教育

1. 目的：使病人了解哮喘疾病的相关知识，掌握哮喘自我管理的主要内容，以及自我保健的行为技能。

2. 内容

①认识和避免特定的哮喘触发因素。

②控制和预防哮喘发作的用药剂量与药物性能。

③哮喘加重时病人应该采取的有效措施。

④哮喘发作的前期症状的识别,如咳嗽加重、胸闷或呼吸困难。

⑤哮喘快速缓解药物应用次数、剂量。

⑥记录哮喘日记的意义及方法。

⑦正确咳嗽、咳痰和缓解心理压力的技巧,如深呼吸、放松技术等。

⑧吸入药物的种类及使用方法。

◆ 出院教育

1. 目的:帮助病人了解康复知识,掌握家庭自我管理和救护的要领,提高病人生活质量。

2. 内容

①休息与活动。告知病人呼吸平稳, 无咳嗽或喘息, 峰流速值在 80%—100% 时可以工作。若有咳嗽、喘息、胸闷,峰流速值在 60%—80% 时要尽量卧床休息,并且需要用药。

②哮喘药物的合理使用。提示病人有轻度哮喘症状存在, 峰流速值在个人最佳值的 60%—80%, 变异率在 20% 以上, 提示有哮喘急性发作, 需要暂时增加用药, 特别是为快速缓解症状, 吸入 β2 激动剂。有可能存在哮喘全面恶化时,需要在医生指导下进一步增加药量,直至症状减轻或缓解。

③控制哮喘触发因素。说明避免空气中的刺激物和变态反应激发物, 如不可以在家中吸烟、保持室内空气新鲜、去除卧室中的地毯、不养宠物、避免感冒等。

④告知病人哮喘发作的先兆症状可能是咳嗽、疲劳、咽喉痒、流鼻涕或其他, 一旦出现, 要保持镇静, 及时与医生联系。如症状加重, 立即到医院就诊并提供用药情况。

⑤告知坚持记哮喘日记及使用峰流速仪测定肺呼气峰流速, 最好的测定时间是早上和晚上。

糖尿病医护人员健康教育考核要点

◆ 住院教育

1. 目的：使病人在住院期间系统学习糖尿病的基本知识，掌握糖尿病自我监测内容及自我护理的行为技能。

2. 内容

①了解什么是糖尿病。血糖、胰岛素的概念；胰岛素如何使血糖降低；糖尿病的症状；哪些人容易患糖尿病；糖尿病的类型；糖尿病的危害。

②了解饮食治疗内容。饮食控制的意义；如何计算每天的热量，与医生、营养师共同讨论制订饮食计划；食物中的成分有哪些；什么是均衡饮食；怎样进行食品交换；饮食治疗注意事项。

③了解糖尿病的运动疗法。运动的益处；哪些人不宜运动；如何选择合适的运动方式；运动强度的确定；如何预防运动中出现低血糖及处理方法；如何提高运动积极性；如何保证运动的安全。

④了解口服降糖药知识。磺脲类口服降糖药适应症、作用、副作用、服药时间；双胍类口服降糖药适应症、作用、副作用、服药时间；糖苷酶抑制剂适应症、作用、副作用、服药时间。

⑤了解胰岛素治疗的有关知识。哪些人需要使用胰岛素；胰岛素的种类、作用时间；胰岛素的保存、抽吸、混合方法；胰岛素注射部位的选择与轮替方法；胰岛素注射用具（注射器及胰岛素笔）的使用方法；胰岛素的注射方法及注射时间。

⑥认识低血糖。低血糖的常见原因；低血糖症状有哪些；发生低血糖时如何处理；如何预防低血糖。

⑦了解糖尿病并发症知识。酮症酸中毒常见诱因、症状、处理及预防方法；糖尿病眼部病变类型、症状及防治方法；糖尿病神经病变的分类、症状及防治方法；糖尿病血管病变的危害因素、症状及防治方法。

⑧掌握自我监测方法。学会尿糖测试方法；学会血糖自我测试方法；学会记录血糖、尿糖自我监测日记。

⑨了解足部护理知识。糖尿病双足损伤的原因；日常足部护理方法；正确修剪趾甲的方法；如何正确选择鞋子、袜子。

3. 方法

在糖尿病教室集体上课和床旁个体指导相结合。

①展示并发放食物模型、样本，讲解均衡饮食及食品交换法。

②以幻灯、投影形式系统讲解糖尿病有关知识。

③播放糖尿病教育专题录像，包括药物、运动、饮食、足部护理方法。

④在病区以宣传展板、图片形式宣传糖尿病有关知识内容。

⑤发放糖尿病基本知识及有关内容的宣传材料供阅读学习。

⑥演示血糖仪的使用步骤、方法。

⑦指导尿糖的测试方法、注意事项。

⑧示范胰岛素的抽吸、注射方法。

◆ 出院教育

1. 目的：检查病人对住院教育内容的掌握情况，给予必要的强化、指导，以期达到帮助病人及家属了解日常生活注意事项，掌握家居自我监测要领，有效控制血糖。

2. 内容

①食品交换、均衡饮食的概念，定时定量进餐及分餐的目的及方法。

②运动的目的、方式、时间、注意事项。

③病人所用口服降糖药物的种类、作用、副作用、服药时间、剂量。

④胰岛素抽吸、注射技术、注射部位的选择及轮替方法。

⑤低血糖、高血糖的症状及处理方法。

⑥使用毛细血管血糖仪监测血糖的操作方法、注意事项。

⑦尿糖的测试方法及自我监测日记的记录方法。

⑧糖尿病急性并发症,如酮症酸中毒的诱因、症状、处理方法。

⑨糖尿病合并眼、肾、神经、血管并发症早期征象。

⑩糖尿病治疗,控制血糖、尿糖、糖化血红蛋白、血脂、体重指数的目的。

⑪吸烟、饮酒对糖尿病病人的危害。

⑫糖尿病病人外出旅游注意事项及如何寻求帮助。

⑬感染的早期征象及双足护理方法。

⑭糖尿病病人避孕、怀孕及性生活注意事项。

⑮情绪及心理状况对血糖影响。

⑯门诊糖尿病教育活动计划、时间、地点及随诊时间、地点。

脑卒中医护人员健康教育考核要点

◆ 住院教育

1. 目的:使病人及其家属了解脑卒中急性期的临床表现、急救及治疗方法,提高配合能力。

2. 内容

①认识脑卒中的病因、危险因素、诱发因素及再发的因素，了解卒中的预防措施。

②认识各型卒中常见的临床症状，及其先兆症状。

③了解各型卒中常见并发症及其临床表现。

④掌握翻身、叩背、口腔护理的正确方法并认识其重要性。

⑤吞咽障碍者须掌握鼻饲饮食的具体方法，掌握其常用量、温度、注入速度及各种注意事项。

⑥认识早期功能康复训练的重要性及具体方法，包括智能康复、言语康复、肢体功能康复训练方法及注意事项。

⑦认识脑卒中与情绪的关系，尤其出血性卒中急性期须严格保持情绪稳定，避免情绪激动及过度用力，说清此时期减少亲朋好友探视的意义。

⑧学会测量血压的方法，了解血压过高、过低或波动等对脑卒中发病的影响。

⑨了解溶栓、抗凝治疗中可能发生的并发症，认识出血倾向的早期表现及其意义，如发现鼻及齿龈出血或皮肤出血等及时向医护人员报告，以免发生颅内出血并发症。

◆ 出院教育

1. 目的：使病人及其家属掌握脑卒中的康复知识，正确进行康复功能训练，了解预防卒中再发的方法，及再发时的应急措施，提高生活质量。

2. 内容

①预防卒中再发应注意的问题。告知病人消除或控制脑卒中的诸多危险因素，如高血压、糖尿病、心脏病、血液黏度增高及高血脂等。生活规律，多做轻体力活动，避免过度用力及过劳；戒烟、限酒的意义。

②智能康复训练，避免激动、生气、抑郁及情绪波动的处理，言语及瘫痪功能训练方法及注意事项。

③鼻饲方法。包括鼻饲饮食的适应症,鼻饲管更换,饮食种类、数量、温度、时间及注入速度等注意事项。

④排尿、排便障碍的处理方法。指导便秘病人的饮食及用药通便的方法。

⑤出院后服药指导。包括肠溶阿司匹林,控制血压药物及其他康复治疗药物等。

⑥有关卒中再发的知识教育。认识卒中再发早期治疗的重要性,了解卒中再发时,可能出现的前驱症状及卒中再发时的家庭急救措施。

⑦制订定期检查及复查计划。

⑧建立出院后的互相联系,告知科室联系电话。

乳腺手术医护人员健康教育考核要点

◆ 术前教育

1. 目的:了解手术相关知识,提高手术适应能力,减轻术前焦虑。

2. 内容

①术前准备项目、目的、配合要点。

②术前用药的必要性、麻醉方式,可能产生的副作用,麻醉后的体位。

③手术室的概况,手术切口部位、术式。

④疼痛的评估方法及疼痛相关知识。

⑤心理指导,使病人建立一侧乳房缺如并非残废的信念。提供弥补乳房缺如方法的信息,如乳房重建、佩戴特制胸罩等。

⑥呼吸功能训练;咳痰训练;床上排泄训练;上肢功能训练。

◆ 术后教育

1. 目的：提高术后配合治疗的能力，减少并发症，指导做好面对乳房缺如的心理准备。

2. 内容

①告知病人所处的环境及手术顺利的信息。

②正确表达疼痛的方法及指导使用松弛技巧。

③半卧位的意义。

④负压引流管的意义、注意事项、观察要点及拔除指征。

⑤早期活动的意义。

⑥指导饮食与活动。

⑦指导术侧上肢的功能锻炼。

⑧有关术后并发症，如出血、皮下积液、皮瓣坏死、上肢水肿的预防知识。

◆ 出院教育

1. 目的：使病人掌握乳房保健知识，提高自我护理能力，促进功能康复和心理平衡。

2. 内容

①指导改变不良生活方式，如高脂饮食、饮酒，服用含激素的丰乳药品。

②教会健侧乳房定期自我检查的方法。

③告知有关复发或远处转移的临床表现。

④有关综合治疗的相关知识，如放射治疗、化疗等。

⑤制订患侧上肢功能练习计划；注意生活劳动中，勿使患侧上肢受伤，不可以在患侧上肢注射等；若发现水肿等不适症状，需及时到医院就诊。

⑥指导恢复工作的时间与工作量，避免精神紧张因素。

⑦指导采取弥补缺陷的办法。

甲状腺手术医护人员健康教育考核要点

◆ 术前教育

1. 目的：保证术前准备的顺利进行，提高手术适应能力。

2. 内容

①测定基础代谢率的意义及测定条件。

②保持口腔卫生，防止交叉感染的重要性。

③术前用药的必要性、药物性能、用药剂量、使用方法及可能产生的副反应。

④巨大腺瘤术前作喉镜检查的配合要点、意义。

⑤麻醉方式、麻醉术后护理要点，如需气管插管，麻醉师应说明必要性。

⑥术后可能出现的不适及处理方法。

⑦深呼吸，有效咳嗽，床上排泄方法。

⑧术后用于帮助头部转动的方式。

◆ 术后教育

1. 目的：提高术后配合治疗的能力，减少并发症。

2. 内容

①告知病人所处环境，解释床旁备气管切开包的意义。

②吸氧的目的及注意事项。

③表达疼痛的方法，指导使用放松技术。

④告知病人少说话，咳痰时保护切口少受震动的方法。

⑤半卧位的意义。

⑥颈部切口保护知识。

⑦早期活动的意义,指导练习头颈伸展动作。

⑧指导饮食,术后第一天进流质的方法,发生甲状腺机能不足时的饮食要求。

⑨少数术后眼球恶性突出者,解释甲状腺切除对凸眼并无影响。

⑩告知可能发生的并发症的症状及体征。

◆ 出院教育

1. 目的 : 提高自我护理能力,促进功能恢复。

2. 内容

①讲解有规律的活动对功能恢复的意义,指导练习颈部活动。

②出院带药的剂量、用法、预期效果和副作用。如行甲状腺全切除术,必须使病人理解长期需要甲状腺替代治疗的必要性及不服药的后果。

③恶性眼球突出者,教会角膜保护的方法。

④指导饮食。

⑤切口自我保护知识。

⑥指导疤痕外观的处理方法。

⑦告知术后甲状腺机能不足或复发机能亢进的症状。

⑧告知定期门诊复查时间及内容。

胃肠手术医护人员健康教育考核要点

◆ 术前教育

1. 目的：了解手术相关知识，提高手术适应能力，减轻术前焦虑。

2. 内容

①术前戒烟，避免上呼吸道感染的意义。

②指导饮食，告知营养对术后切口愈合的影响。

③术前准备内容、意义及配合要点，特别是肠道准备方法。

④疼痛的评估方法及疼痛知识。

⑤手术方式、腹部切口位置及手术过程。

⑥麻醉方式、麻醉前用药目的、麻醉后注意事项。

⑦术后可能出现的不适及处理方法。

⑧有效咳痰、床上排泄方法及下肢活动的意义。

◆ 术后教育

1. 目的：提高术后配合治疗的能力，减少并发症。

2. 内容

①告知病人所处的环境及手术顺利的信息。

②吸氧、雾化吸入的意义、注意事项。

③表达疼痛的方法，止痛剂使用的利弊，指导使用放松技术。

④各种引流管的使用目的、注意事项、观察要点及拔除指征。

⑤早期活动的意义、活动程度及时间。

⑥半卧位的意义及切口保护方法。

⑦解释术后饮食限制的目的及内容,指导饮食。

⑧有关造瘘口知识及自我护理方法。

⑨可能出现的并发症的临床症状及处理方法。

⑩口腔护理的意义,指导漱口方法。

◆ 出院教育

1. 目的: 帮助病人掌握自我护理方法,促进功能恢复。

2. 内容

①提供必要的营养知识,指导饮食。

②告知身体活动的范围、强度及限制。

③指导出院带药的作用、剂量、服药方法、副作用。

④告知疾病复发的临床症状,提供应付疾病变化的策略。

⑤告知出现哪些情况需立即到医院就诊。

⑥训练人工肛门的自我护理能力。

⑦癌症术后病人指导预防或消除因放射或化疗引起的副作用。

肝胆手术医护人员健康教育考核要点

◆ 术前教育

1. 目的: 帮助病人了解肝胆手术知识,提高手术适应能力,减轻术前焦虑。

2. 内容

①术前准备的项目、目的、配合方法。

②手术过程及术后可能携带在身上的设备和引流管。

③麻醉前用药目的、麻醉方式、麻醉后可能出现的副作用及处理方法。

④疼痛评估方法及疼痛知识。

⑤术后可能出现的不适及处理方法。

⑥有效咳痰、床上排泄方法及下肢活动的意义。

◆ 术后教育

1. 目的：使病人明确术后各种处置的意义，提高术后配合治疗的能力，减少并发症。

2. 内容

①吸氧、雾化吸入的意义、注意事项。

②表达疼痛的方法，止痛剂使用的利弊，指导使用放松技术。

③各种引流管使用的目的、意义、注意事项、观察要点及拔除指征。

④早期活动的意义和饮食指导。

⑤半卧位的意义及切口保护方法。

⑥可能出现的并发症的临床症状及处理方法。

◆ 出院教育

1. 目的：帮助病人掌握自我护理方法，促进功能恢复。

2. 内容

①告知活动量、活动范围及持续时间。

②告知营养的意义，指导饮食。

③告知身体活动的范围、强度及限制。

④若带 T 型管或引流管出院，指导伤口及导管周围皮肤护理，并告知伤口

感染征象。

⑤指导疾病复发的临床症状及需要及时就诊的症状。

前列腺手术医护人员健康教育考核要点

◆ 术前教育

1. 目的：使病人了解前列腺增生症的手术知识，提高手术适应能力，减轻术前焦虑。

2. 内容

①前列腺疾病的主要症状。

②术前准备和术前检查的目的及配合要点。

③床上大小便技巧。

④疼痛评估方法及疼痛知识。

⑤术后持续生理盐水冲洗的目的。

⑥前列腺切除术后并发症的症状。

◆ 术后教育

1. 目的：帮助病人顺利度过手术期，减少并发症，使病人积极配合治疗，早期恢复健康。

2. 内容

①术后卧床的目的及缓解卧位不适的方法。

②术后生理盐水冲洗发生膀胱痉挛的症状及减少发生的方法。

③有效咳嗽、咳痰方法及其对保持肺功能的意义。

④粗纤维食物对防治便秘的作用。

⑤四肢伸缩活动对防止静脉血栓形成的意义及方法。

◆ 出院教育

1. 目的：帮助病人了解康复知识，提高自我保健能力。

2. 内容

①指导饮食，告知饮食以清淡、易消化为主，忌辛辣食物，减少前列腺充血
的机会。

②指导根据年龄和术后健康状况确定性生活方式。

③告知病人尽量少骑自行车，避免长期坐硬椅子，或久坐潮湿之地。

④告知病人切忌长时间憋尿，防止膀胱过度充盈影响逼尿肌功能，再度造
成尿潴留。

骨折手术医护人员健康教育考核要点

◆ 住院教育

1. 目的：使病人了解骨折防治知识，掌握骨折发生机制及恢复过程，坚持功
能锻炼，重建生活自理能力。

2. 内容

①正确认识和掌握骨折发生以后的防治方法。

②掌握、控制和预防因骨折而可能产生的并发症，如压疮、尿路感染、肺

炎等。

③了解和掌握正确的功能锻炼方法（上肢、下肢、脊柱、骨盆锻炼等）。

④对愈后可能出现残废的病人，教会其缓解心理压力的技术、帮助重建自理生活能力的技巧，如学会用拐杖、假肢技术等。

⑤应用牵引、夹板、石膏的患者，应教会其治疗期间生活自理的方法。

◆ 出院教育

1. 目的：帮助病人了解康复知识，掌握功能锻炼和假肢使用方法，提高生活自理能力。

2. 内容

①指导功能锻炼，制订锻炼计划。

②饮食与活动指导，保持情绪稳定，指导其面对现实，建立康复信心。

③内固定的骨折病人，定期复查，选择合适时机进行二次手术。

白内障手术医护人员健康教育考核要点

◆ 术前教育

1. 目的：提高手术适应能力，减轻术前焦虑。

2. 内容

①讲清白内障手术的意义，消除病人的紧张情绪。

②告知术中注意事项和可能发生的并发症。

③向病人讲解术前散瞳的意义。

④介绍术前准备内容,重点冲洗泪道,排除慢性泪囊炎,预防术后眼内感染。

⑤糖尿病、高血压患者要对其说明需经过适当治疗,病情稳定后再实施手术。

◆ 术后教育

1. 目的:使病人掌握术后护理要点,预防术后并发症。

2. 内容

①术后嘱病人平卧位(有前房出血者可采取平卧位),尽量头部放松,避免用力憋气或打喷嚏。

②告知病人术后卧床休息的时间和要求,强调不要用力挤眼。

③嘱病人术后前 3 天进食半流质,避免吃难咀嚼和刺激性食物,戒烟酒。

④告知病人术后要保持大便通畅,预防便秘。

◆ 出院教育

1. 目的:使病人掌握人工晶体植入后的护理要点,提高自我护理能力。

2. 内容

①教会病人如何保护术眼。强调 3 个月避免剧烈运动,尤其是低头运动,不能用力揉眼或碰撞。

②教会病人观察术眼变化。重点说明人工晶体植入术后 1 周内,要注意眼部有无疼痛,晶体位置有无偏斜或脱位。

③告知病人术后 1 个月内,要遵照医嘱滴眼药水,对术后局部反应重,且持续时间较长者,还要注意测眼压。

④告知饮食注意事项。

⑤说明复诊时间,有屈光不正者交代可使用配镜矫正的方法。

图书在版编目（CIP）数据

医院健康教育管理规范 / 王盛强主编 . — 宁波 : 宁波出
版社 , 2018.4
ISBN 978-7-5526-3184-5

Ⅰ . ①医… Ⅱ . ①王… Ⅲ . ①医院 — 健康教育 — 管理
规范 Ⅳ . ① R193-65

中国版本图书馆 CIP 数据核字（2018）第 034335 号

医院健康教育管理规范

主　　编	王盛强
执行主编	王晓亮　　刘丽萍
责任编辑	梁建建
装帧设计	金字斋
出版发行	宁波出版社（宁波市甬江大道 1 号宁波书城 8 号楼 6 楼　　315040）
印　　刷	宁波白云印务有限公司
开　　本	889 毫米 ×1194 毫米　1/16
印　　张	18
字　　数	263 千
版　　次	2018 年 4 月第 1 版
印　　次	2018 年 4 月第 1 次印刷
标准书号	ISBN 978-7-5526-3184-5
定　　价	48.00 元